Wenn Essen zum Zwang wird

Karen Wise

Wenn Essen zum Zwang wird

Wege aus der Bulimie

pal

Die Deutsche Bibliothek - CIP-Einheitsaufnahme

Wise, Karen:
Wenn Essen zum Zwang wird : Wege aus der Bulimie /
Karen Wise. - 2. Aufl. - Mannheim : PAL, 1994
(Körper und Seele)
ISBN 3-923614-55-1

Druck und Bindung: Kösel, Kempten
Die Ratschläge dieses Buches sind von der Autorin und dem Verlag sorgfältig geprüft. Autorin und Verlag können jedoch keine Garantie geben und schließen jede Haftung für Personen-, Sach- und Vermögensschäden aus.
Der Umwelt zuliebe wurde dieses Buch auf chlorfreiem Papier gedruckt.

Inhalt

Einleitung	7
1 Was Sie über Eßstörungen wissen sollten	10
2 Warum entsteht eine Bulimie?	26
3 Wie kann ich anfangen?	41
4 Wie hängen Eßstörungen und Gefühle zusammen?	60
5 Die Macht der Gedanken	84
6 Mein Körper: Freund oder Feind?	99
7 Folgen des gestörten Eßverhaltens	115
8 Welches Eßverhalten will ich anstreben?	129
9 Ziehen wir eine Zwischenbilanz	146
10 Stolpersteine auf Ihrem Weg	155
11 Was gibt es Positives über Sie zu sagen?	167
12 Wo Sie weitere Hilfe finden	178
Ein paar Worte zum Schluß	192
Anhang	

Einleitung

Machen Sie sich ständig Sorgen um Ihr Gewicht? Denken Sie ständig darüber nach, wieviel Sie heute schon gegessen haben? Lehnen Sie Einladungen ab aus Angst, zuviel zu essen? Wird Ihr Leben vom Thema „Essen" beherrscht? Ist Ihr Wohlbefinden vom angezeigten Gewicht auf der Waage abhängig? Schwanken Sie in Ihrem Eßverhalten zwischen Freßanfällen und Diäten?

Wenn Sie diese Fragen mit „ja" beantworten, dann kann Ihnen dieses Buch eine große Hilfe sein. Ich möchte Ihnen zeigen, wie Sie lernen können, den Teufelskreis Essen-Erbrechen-Hungern zu durchbrechen und Ihr gestörtes Eßverhalten zu überwinden. Auch wenn dieses Buch keine Therapie ersetzen kann, so kann es Ihnen dennoch Möglichkeiten aufzeigen, wie Sie mit Ihrem Eßverhalten besser zurechtkommen können. Um Ihr Eßverhalten zu verändern, brauchen Sie Zeit, Geduld und Ausdauer. Erwarten Sie also nicht, in kurzer Zeit am Ziel zu sein.

Im ersten Kapitel erfahren Sie, wann eine Eßstörung behandlungsbedürftig ist. Danach zeige ich Ihnen im zweiten Kapitel, welche Ereignisse und Umstände bei der Entstehung einer Bulimie eine Rolle spielen. Es bleibt aber nicht dabei. Verständnis ist zwar wichtig, aber nicht ausreichend, um sich neue Verhaltensweisen anzugewöhnen. Welche Schritte sind dafür notwendig? Wie sehen die ersten Schritte aus? Im dritten Kapitel beginnt Ihre Therapie. Sie lernen die leicht anwendbare Methode der Selbstbeobachtung kennen, die eine wichtige Voraussetzung für eine Veränderung Ihres Eßverhaltens ist.

Gefühle und Gedanken spielen eine besonders wichtige Rolle bei der Entstehung und Aufrechterhaltung einer Bulimie. Wenn Sie lernen, diese positiv zu verändern, schaffen Sie eine gute Voraussetzung für eine erfolgreiche Veränderung Ihres Eßverhaltens. Im vierten Kapitel werden Sie erfahren, welche Gefühle mit übermäßigem Essen zusammenhängen und wie Sie damit umgehen können. Da Ihr Denken und Fühlen eng miteinander verbunden sind, werde ich Ihnen in Kapitel 5 zeigen, wie Sie durch eine Veränderung Ihrer Einstellungen Ihre Gefühle positiv beeinflussen können.

Wenn es Ihnen wie den meisten Frauen geht, die unter einer Bulimie leiden, dann sind Sie mit Ihrem Körper sehr unzufrieden. In Kapitel 6 stelle ich Ihnen deshalb Übungen vor, die Ihnen helfen, sich mit Ihrem Körper auseinanderzusetzen. Das langfristige Ziel ist, daß Sie Ihren Körper akzeptieren lernen – mit allen seinen angeblichen Fehlern! Wenn es Sie interessiert, welche körperlichen Schäden aufgrund Ihres gestörten Eßverhaltens auftreten können, dann lesen Sie bitte Kapitel 7.

Das vermeintliche Wissen über das „richtige" Eßverhalten kann die Probleme, anstatt sie zu lösen, weiter verstärken. Manchmal ist sogar die Scheinlösung das Problem! Wenn Sie z.B. Ihre Bulimie durch Diäten in den Griff bekommen wollen, dann werden Sie feststellen, daß alles nur noch schlimmer wird. Es gibt aber Abhilfe! In Kapitel 8 lernen Sie, welches Eßverhalten Ihnen hilft, von Ihrer Bulimie wegzukommen. Zudem gebe ich Ihnen Anregungen, wie Sie mit Eßdruck umgehen können. Im neunten Kapitel haben Sie Gelegenheit, eine Zwischenbilanz zu ziehen.

Auf Ihrem Weg zur Besserung liegen viele Stolpersteine. Welche das sind und wie Sie diese vermeiden können, darüber erfahren Sie mehr in Kapitel 10. Denken Sie jedoch immer daran: Es ist völlig normal, daß Sie manchmal einen Schritt zurückgehen, also wieder in Ihr altes Verhalten zurückfallen. Gleichgültig, um was es sich handelt: Wenn man eine alte Gewohnheit verändern will, dann gibt es Momente, in denen man Rückschläge erleidet.

Wenn Sie an dieser Stelle des Buches angelangt sind, dann können Sie sich in Kapitel 11 etwas erholen und sich mit etwas

Angenehmem beschäftigen: Ihren Stärken, Interessen und einer besseren Wahrnehmung Ihrer Umwelt.

Sie müssen Ihr Leben nicht weiterhin durch eine übertriebene Beschäftigung mit der Nahrung und Ihrem Gewicht einschränken. Bulimie ist eine Eßstörung, die geheilt werden kann. Dies bestätigen viele Frauen, die ihre Bulimie überwunden haben, und meine Erfahrungen als Therapeutin. Wenn Sie wissen möchten, an wen Sie sich wenden können, um Hilfe bei der Überwindung Ihrer Bulimie zu bekommen, und welche Therapieangebote es gibt, dann finden Sie in Kapitel 12 viele Hinweise.

Eine Bulimie überwinden heißt auf Entdeckungsreise gehen. Möchten Sie eine kleine Wanderung machen? Sind Sie neugierig, wohin der Weg führt? Dann lassen Sie uns beginnen. Ich wünsche Ihnen viel Mut und Ausdauer, Ihrem Leben eine neue und bessere Richtung zu geben.

Karin Wise

Kapitel 1
Was Sie über Eßstörungen wissen sollten

Zunehmend leiden junge Frauen unter einem Eßproblem, das sie zunächst weder verstehen noch verändern können. Es ist mit einer großen Scham verbunden: Bin ich überhaupt noch normal? Was stimmt bei mir nicht? Sie fühlen sich minderwertig und niedergeschlagen. Meistens haben sie ihr Problem geheimgehalten und versucht, alleine damit fertig zu werden. In ihrem Eßverhalten glauben sie einen Beweis für ihre Wertlosigkeit gefunden zu haben.

Finden sie endlich den Mut, das Problem mit Freunden, mit der Familie oder mit dem Hausarzt zu besprechen, erleben sie oft herbe Enttäuschungen. „Reiß' dich zusammen", „Hör' mit dem Unsinn auf" oder „Warum tust du mir das an?" bekommen sie zu hören. Manche haben Glück und finden Verständnis. Aber richtig verstehen, was vor sich geht, können ihre Vertrauten nicht. Entmutigt und deprimiert glauben die Betroffenen, nichts verändern zu können. Sie fühlen sich alleine und sehen keinen Ausweg.

Eßstörungen sind jedoch heilbar. Sie haben allen Grund, zuversichtlich zu sein. Der Weg zum Gesundwerden ist zwar nicht einfach, er ist aber reich an neuen und interessanten Erfahrungen. Ich vergleiche das Gesundwerden gerne mit einer mehrtägigen Bergtour: Ein Ziel wird festgelegt, die Route ausgewählt und die zu erwartenden Schwierigkeiten, soweit möglich, mitberücksichtigt. Tauchen neue Hindernisse auf, werden neue Lösungen gesucht. Das Wetter mag schlecht sein, das Ziel bleibt einem aber immer vor Augen. Nicht nur das Erreichen des Gipfels, auch der Weg selbst kann lohnend sein.

Sind Sie neugierig geworden? Möchten Sie wissen, wie Ihre eigene Bergtour aussehen könnte? Ehe wir beginnen, möchte ich darüber sprechen, was man unter Eßstörungen versteht, welche Arten es gibt und wann sie einer Behandlung bedürfen.

Was ist eine Eßstörung?

Diese Frage hört sich vielleicht etwas eigenartig an, denn vermutlich haben Sie bereits eine Vorstellung davon, was eine Eßstörung ist. Es gibt jedoch unterschiedliche Betrachtungsweisen. Es ist mir ein Anliegen, eine lebensbejahende und zuversichtliche Sichtweise darzustellen, denn es gibt Grund zur Hoffnung. Gleich vorweg: Eine Eßstörung kann beeinflußt, verändert und geheilt werden.

Wenn von Heilung die Rede ist, denken Sie wahrscheinlich an Krankheit, und bei den Eßstörungen handelt es sich tatsächlich um ein krankhaftes Verhalten. Körperliche Krankheiten verlangen meistens nach Medikamenten, seelische Krankheiten verlangen in erster Linie nach veränderten Lebensbedingungen. Es ist nicht immer eindeutig, was geändert werden soll. Das, was krank macht, kann offensichtlich oder zunächst verborgen sein. Eine Eßstörung ist eine Art Hilfeschrei; Sie befinden sich in einer sehr schwierigen Situation, in der Sie sich nicht zu helfen wissen. Das Essen bekommt in dieser Situation eine Bedeutung, die mit Nahrungsaufnahme nur noch wenig zu tun hat: Es soll Sie trösten, Spannung abbauen, unangenehme Gefühle unterdrücken und vieles mehr.

Wahrscheinlich haben Sie bis jetzt das Essen eher mißtrauisch oder sogar als Feind betrachtet. Sind Sie schon einmal auf die Idee gekommen, Ihr Eßverhalten als einen Helfer zu sehen, der Sie auf einen tieferen Schmerz aufmerksam macht? Solange Sie glauben, alles sei in Ordnung, können Sie nicht in Erfahrung bringen, was zu verändern ist. Die Störung, die wir Bulimie nennen, ist ein Versuch, mit Lebensumständen zurechtzukommen. Sie ist wie ein Kurzschluß, der Sie auf einen Fehler im System aufmerksam macht. In einer schwierigen Situation wird Essen als Notlösung so lange eingesetzt, bis die echten Bedürfnisse erkannt und befriedigt werden.

Eine Eßstörung fällt nicht vom Himmel, sondern entwickelt sich in einem bestimmten Umfeld. Die Menschen, mit denen Sie zu tun haben, der Lebensabschnitt, in dem Sie sich befinden, die Schule, die Sie besuchen, oder Ihre Arbeit – alles spielt eine Rolle. Ihr Verhalten wird von bestimmten Personen in einer bestimmten Umgebung zu einer bestimmten Zeit mitbeeinflußt. Unter Mitwirkung vieler solcher Einflüsse haben Sie gelernt, mit dem Essen umzugehen. Sind die Verhältnisse schwierig, kann sich ein problematisches Eßverhalten entwickeln.

In diesem Sinne haben Sie zwei Möglichkeiten, an Ihrer Eßstörung zu arbeiten - die Umstände zu ändern oder das Eßverhalten direkt zu beeinflussen. Beide Vorgehensweisen sind wichtig und notwendig.

Ein problematisches Eßverhalten wird mit der Zeit selbstverständlich. Selbst wenn die dahinterliegenden Schwierigkeiten gelöst oder verbessert werden, bleiben oft die gestörten Eßgewohnheiten, da sie sich vom ursprünglichen Problem losgelöst und sich verselbständigt haben. In Streßsituationen tauchen sie immer wieder auf. Weiter erschwerend ist, daß die auslösenden Situationen und Umstände oft nicht erkennbar und daher schwer veränderbar sind. Um zu erkennen, auf welchen Schwierigkeiten die Störung wirklich beruht, brauchen Sie Zeit und Geduld. In der Zwischenzeit können Sie an Ihrem Eßverhalten arbeiten. Oft werden die zugrundeliegenden Probleme erst dann sichtbar, wenn sich das Eßverhalten gebessert hat.

Viele Ihrer Verhaltensweisen werden zur Gewohnheit, und so ist es auch mit der Notlösung „Essen“. Gewohnheiten sind gelernte Verhaltensweisen, die Sie sich angewöhnt haben und die Sie sich deshalb auch wieder abgewöhnen können. Sie lernen vieles im Leben, was sich später als unbrauchbar erweist und ein späteres Umlernen erforderlich macht. Da Bulimie ein gelerntes Verhalten ist, können Sie es auch verändern. Wie das geht, zeige ich Ihnen in diesem Buch. Erstmal genügt es zu wissen, daß Sie

Ihren Eßgewohnheiten nicht hilflos ausgeliefert sind. Sie haben Möglichkeiten, damit fertig zu werden.

Fassen wir die wichtigsten Punkte zusammen:

1. Eine Eßstörung ist eine Reaktion auf bestimmte Lebenssituationen.
2. Eßstörungen sind gelernte Verhaltensweisen, die zu Gewohnheiten werden.
3. Schlechte Angewohnheiten können Sie verändern und durch neue ersetzen.

Welche Arten von Eßstörungen gibt es?

Bis jetzt haben wir allgemein über Eßstörungen gesprochen, die man grob in drei Kategorien einteilen kann: Magersucht, Bulimie und Übergewicht. Unser Hauptinteresse gilt der Bulimie, die sowohl Gemeinsamkeiten als auch Unterschiede zu den anderen Eßstörungen aufweist. Obwohl es viele Mischformen gibt, die oft schwer voneinander abzugrenzen sind, ist eine Unterteilung sinnvoll, um besser zu verstehen, was eine Bulimie ist.

Magersucht (Anorexia nervosa) ist eine Weigerung, den körperlichen Bedürfnissen nach Nahrung nachzugeben. Hunger wird übergangen und möglichst nicht wahrgenommen. Magersüchtige sind deutlich untergewichtig, finden sich aber nicht zu dünn. Selbst wenn sie in den Spiegel schauen, sehen sie nicht, was für jeden Außenstehenden offensichtlich ist: ihre magere Gestalt. Das Nicht-Essen hat für sie eine besondere Bedeutung: Sie fühlen sich stark und denjenigen überlegen, die ihren „körperlichen Gelüsten“ nachgeben. Um das niedrige Gewicht zu halten, hungern sie nicht nur, sondern treiben oft extremen Sport. Manche erbrechen sich oder benutzen Abführmittel, eine Erscheinungsform, die an Bulimie angrenzt. Die Übergänge können fließend sein; manchmal besteht neben der Magersucht eine voll ausgeprägte Bulimie.

Bulimie, auch Eß–/Brechsucht genannt, ist eine Eßstörung, die sowohl manche Eigenschaften der Magersucht als auch manche der Fettsucht hat, jedoch ist es ein eigenes Störungsbild. Betroffene teilen das Schlankheitsideal der Magersüchtigen, wenn auch nicht in so extremer Form. Sie bedauern, sich nicht so beherrschen zu können wie ihre dünneren Leidensgenossinnen, und fühlen sich deshalb oft als Versager. Trotz ihres Willens damit aufzuhören, führt ihre seelische Unausgeglichenheit immer wieder zu Heißhungeranfällen (Zustände, in denen sie unkontrolliert viel in kurzer Zeit essen). Das Wort „Bulimie" stammt aus dem Griechischen und bedeutet „Ochsenhunger".

Die Menge an Nahrungsmitteln, die vertilgt wird, schwankt meistens zwischen übermäßig viel und äußerst wenig. Selten wird mäßig gegessen, denn die Betroffenen fürchten, eine bestimmte Grenze zu überschreiten: Etwas mehr zu essen als geplant, kann bereits einen Eßanfall auslösen. Während eines Heißhungeranfalles verschlingen Bulimikerinnen schnell und unbeherrscht all das, was sie sich sonst nicht gönnen. Um nicht zuzunehmen, werden Gegenmaßnahmen getroffen. Am häufigsten wird selbstherbeigeführtes Erbrechen benutzt, aber auch sportliche Aktivitäten und Mißbrauch von Abführmitteln. Die meisten Betroffenen halten dadurch ihr Gewicht im Bereich des Normalen. Der Preis dafür ist allerdings sehr hoch. Sie leben in ständiger Angst, die Kontrolle über ihr Essen zu verlieren. Da nicht alle Personen in dieser Gruppe brechen, ist die Bezeichnung Eß–/Brechsucht nicht ganz zutreffend. Deshalb ziehe ich die Bezeichnung „Bulimie" vor.

Übergewicht (Adipositas) kann in zwei Hauptgruppen eingeteilt werden. Die erste Gruppe besteht aus Personen, die übergewichtig sind, ohne einen starken Leidensdruck zu haben. Es besteht ein Ungleichgewicht zwischen Nahrungsaufnahme und –verbrauch ohne tiefliegende Probleme. Ursache können die Eßgewohnheiten oder eine veränderte Lebenssituation sein, z.B. verminderte Bewegung. Sie fühlen sich wohl und akzeptieren ihr Aussehen. Ihr Übergewicht hält sich meist in Grenzen und ist relativ gleichbleibend. Im Unterschied dazu sind die Personen der zweiten Gruppe, die Fettsüchtigen, Gewichtsschwankungen unterworfen. Sie sind mit sich und ihrem Körper unzufrieden. Trotz ihrer guten Vorsätze gelingt es ihnen nicht abzunehmen. Sie essen aus ähnlichen Gründen wie die Bulimikerinnen - aus seelischem Kummer. Essen spielt für sie eine zentrale Rolle und ist immer mit Anspannung verbunden.

Haben Sie sich in einer dieser Gruppen wiedergefunden? Viele Eßstörungen lassen sich nicht genau einordnen, sondern gehören zu den sogenannten „Atypischen Eßstörungen". Vielleicht reicht es Ihnen zu wissen, daß Sie ein Problem mit dem Essen haben, vielleicht wollen Sie es aber doch genauer wissen. Wenn Sie sich unsicher sind, ob Sie eine Bulimie haben, können Ihnen die folgenden Fragen Klarheit verschaffen.

Lesen Sie bitte jede Frage durch und kreuzen Sie die zutreffende Antwort an.

1. Leiden Sie an wiederholten Heißhungeranfällen, bei denen Sie größere Mengen Nahrungsmittel innerhalb kurzer Zeit verzehren?	Ja	Nein
2. Haben Sie während eines Eßanfalls den Eindruck, die Kontrolle über Ihr Essen verloren zu haben?	Ja	Nein
3. Führen Sie regelmäßig Erbrechen herbei, benutzen Entwässerungs- oder Abführmittel, oder fasten Sie, um eine Gewichtszunahme zu vermeiden?	Ja	Nein
4. Haben Sie im Durchschnitt mindestens zwei Heißhungeranfälle wöchentlich über einen Zeitraum von mindestens drei Monaten?	Ja	Nein
5. Machen Sie sich ständig Gedanken über Ihr Körpergewicht und Ihre Figur?	Ja	Nein

Wenn Sie alle Fragen mit ja beantwortet haben, können Sie davon ausgehen, daß Sie eine Bulimie haben und Hilfe brauchen. Aber auch wenn Sie nur zweimal ja angekreuzt haben, sollten Sie überlegen, ob Sie nicht etwas unternehmen wollen.

Wann ist eine Eßstörung behandlungsbedürftig?

Oft suchen Betroffene Hilfe bei einer Selbsthilfegruppe für Personen mit Eßstörungen, um nach der ersten Gruppensitzung festzustellen, ihre Probleme seien im Vergleich zu denen der anderen geringfügig. Unter Tränen zweifeln sie manchmal daran, ob eine Beteiligung an der Gruppe gerechtfertigt sei, da es ihnen doch „eigentlich" gutgehe. Dahinter steckt oft die Angst, die eigenen Probleme wirklich anschauen zu müssen. Gerade dann wird Hilfe aber am dringendsten benötigt.

Gleichgültig, ob Sie von einer Bulimie oder einer leichteren Form einer Eßstörung betroffen sind: Es ist unnötig, weiterhin zu leiden. Je früher Sie Hilfe in Anspruch nehmen, desto weniger Aufwand benötigen Sie, um Ihre Eßstörung zu überwinden. Je nach Schweregrad der Störung sind verschiedene Behandlungsformen möglich, über die ich in einem späteren Kapitel berichten werde. In Deutschland haben die Behandlungsmöglichkeiten in den letzten Jahren deutlich zugenommen, so daß Sie gute Chancen haben, angemessene Hilfe zu finden.

Die folgenden Fragen helfen Ihnen zu beurteilen, wie belastend Ihr Eßproblem für Sie ist, und ob Sie sich einer Behandlung unterziehen wollen.

- Kreisen Ihre Gedanken den ganzen Tag um das Thema „Essen"?
- Haben Sie etwas zugenommen und glauben, jeder würde es sofort sehen?
- Wiegen Sie sich täglich?
- Bestimmt das Gewicht, das die Waage anzeigt, wie Sie sich fühlen?

- Schwankt Ihr Gewicht häufig?
- Essen Sie ungern mit anderen und ziehen es vor, alleine oder heimlich zu essen?
- Meiden Sie Feste oder andere gesellschaftliche Anlässe, weil Sie Angst vor dem Essensangebot haben?
- Leiden Sie unter Eßanfällen, in denen Sie in kurzer Zeit eine große Menge von Essen in sich hineinstopfen?
- Erbrechen Sie sich nach Eßanfällen?
- Haben Sie mehrmals versucht, Ihr Gewicht durch Diäten, Erbrechen und den Einsatz von Abführmitteln zu reduzieren?
- Haben Sie Schuldgefühle bezüglich des Essens?
- Greifen Sie beim Auftreten von Problemen zum Essen?
- Vermeiden Sie es, in den Spiegel zu schauen, weil Sie sich zu dick finden?
- Erlauben Sie sich nur dann ausreichend zu essen, wenn Sie es sich vorher „verdient" haben?
- Schränken Sie Ihre Nahrungsmittel auf kalorienarme Produkte ein?
- Haben Sie sich wegen übertriebener Beschäftigung mit dem Essen zunehmend von Ihrem Bekanntenkreis zurückgezogen?
- Fühlen Sie sich nach den Mahlzeiten verpflichtet, viel Sport zu treiben, damit die Kalorien nicht anschlagen?

Wenn Sie eine oder mehrere Fragen mit ja beantwortet haben, ist Ihr Leben vermutlich durch das Problem „Essen" sehr eingeschränkt. Wollen Sie ein lebendigeres und freieres Leben führen, können Sie etwas gegen diese Einschränkung tun. Das erfordert allerdings einige Anstrengungen Ihrerseits.

An dieser Stelle möchte ich anhand eines Beispiels zeigen, wie sich eine Bulimie entwickeln und welche Auswirkungen sie auf das Leben einer Betroffenen haben kann.

Lassen wir Renate, eine hübsche Frau mit großen dunklen Augen, zu Wort kommen.

Renates Geschichte

„Mein Name ist Renate. Ich bin eßgestört. Heute bin ich symptomfrei, aber wie schwer war es für mich, diesen Weg zu finden. Als ich 12 Jahre alt war, entschieden meine Eltern, daß ich zu dick sei. Überhaupt gab es kaum etwas an mir, was noch in Ordnung war. Meine Schulleistungen waren schlecht. Ich mußte stundenlang in meinem Zimmer lernen. Niemand durfte mich besuchen. Es war entsetzlich langweilig, und ich fühlte mich sehr alleingelassen.

Wenn mein Vater nach Hause kam, fragte er meine Mutter, ob ich mich ordentlich benommen hätte. Da es mir beim Lernen schwer fiel, mich zu konzentrieren, fiel die Antwort oft ungünstig aus. Dann wurde ich angeschrieen oder geschlagen. Manchmal petzte meine Mutter, so daß ich auf sie nicht gut zu sprechen war. Oft ließ ich meine schlechte Laune an ihr aus, mit dem Ergebnis, daß das Ganze von vorne anfing.

Meistens versuchte ich, meinen Eltern zu gefallen, leider oft vergebens. Ich fühlte mich ziemlich mies und hilflos. Egal was ich tat, die Wirkung war gleich null. Ich habe irgendwie aufgegeben und mich doch weiterhin bemüht, obwohl ich wußte, daß es wenig brachte. Zudem gab es auch andere Probleme – meine Mutter war unglücklich in ihrer Ehe; ich hörte ihr zu und gab ihr Ratschläge, so gut ich konnte. Sie sprach immer wieder davon, meinen Vater zu verlassen, getan hat sie es aber doch nie. Es herrschte ständig Streit zwischen meinen Eltern oder zwischen meinem Vater und mir.

Gelegentlich war mein Vater dann doch mit mir zufrieden und war zärtlich zu mir. Ich war in diesen Momenten froh, daß ich ihm gefallen konnte. Mit meiner Figur war er allerdings nie einverstanden. Das ging so weit, daß ich mich samstags vor seinen Augen wiegen mußte. Je nachdem wie das Ergebnis ausfiel, durfte ich normal mit der Familie essen oder nur Diätkost zu mir nehmen. Das war demütigend für mich, und ich habe ihn manchmal dafür gehaßt. Ich habe mir sehr leid getan und bin irgendwann *auf die Idee gekommen, etwas Eßbares bei mir im Zimmer aufzubewahren. Heimlich tröstete ich mich für die Entbehrungen. Insbesondere bevor ich ins Bett ging, naschte ich gerne – das gab mir das Gefühl von Wärme und Geborgenheit. Ich hortete Lebensmittel und aß oft, anstatt zu lernen. Vor der unausweichlichen Gewichtszunahme hatte ich natürlich panische Angst. Um dieses Problem zu vermeiden, fing ich an, Abführtabletten zu schlucken. Da mir das Geld dafür nicht immer reichte, lernte ich zu erbrechen. Am Anfang fand ich diese Lösung optimal.*

Je älter ich wurde, desto gespannter wurde die Situation zuhause. Meine Mutter war mit meinem Vater unzufrieden, und beide waren mit mir unzufrieden. Es gelang mir nicht, das angestrebte Gewicht zu halten, und meine Schulleistungen waren meinen Eltern nicht gut genug. Trotzdem ging ich sehr gerne in die Schule. Mir machte es Spaß, mit Gleichaltrigen zusammenzusein. Ich hatte eine sehr gute Freundin, mit der ich nach der Schule manchmal nach Hause gehen durfte. Ihre Eltern nahmen mich herzlich auf. Bei ihnen konnte ich mich von den Streitereien zuhause erholen.

In der Schule lernte ich Jungs kennen. Als ich ungefähr 15 Jahre alt war, wollte ich mit denen gerne fortgehen. Mein Vater protestierte aber und hatte immer etwas an ihnen auszusetzen. Ich traf sie dann nach der Schule und fand Vorwände, warum ich später heimkam. In dieser Zeit habe ich vieles heimlich gemacht, z.B. geraucht. Kurz nach meinem 17. Geburtstag kam mein Vater eines Tages früher nach Hause und sah mich im Garten, als ich gerade eine Zigarette anzünden wollte. Es gab einen ungeheueren Krach. Das nächste Jahr war sehr schwer auszuhalten, aber ich hatte nicht genug Geld, um ausziehen zu können. Nachdem ich meine Lehre als Bürokauffrau mit 18 Jahren beendete, verließ ich das Elternhaus. Ich fühlte mich richtig befreit! Kurz darauf lernte ich meinen 15 Jahre älteren Freund kennen.

Freddy wirkte stark und entschlossen. Er machte mir am Anfang den Hof, was mir sehr schmeichelte. Mit der Zeit merkte ich aber, daß ich mich sehr anstrengen mußte, um ihn zufriedenzustellen.

Auch er wollte, daß ich ganz schlank werde. Ich fastete eine Zeitlang, konnte es aber nicht durchhalten. Das Essen und Brechen wurde schlimmer als je zuvor. Er merkte, was los war, und nutzte die Situation aus, um mich richtig fertigzumachen. Täglich wollte er wissen, was die Waage anzeigte. Die Eß- und Brechphasen nahmen zu, und ich war ständig unausgeschlafen und leicht gereizt. Früher hatte ich gelegentlich Abführmittel benutzt, aber jetzt stieg mein Verbrauch stark an. Ich haßte meinen Körper, fand ihn regelrecht abscheulich. Das ständige Nörgeln meines Freundes ließ alles noch hoffnungsloser erscheinen. Dazu kam, daß ich in dieser Zeit eine sehr anstrengende Büroarbeit ausübte. Mein Chef erwartete vieles von mir, und ich wollte ihn nicht enttäuschen. Ich machte alles, bis ich nicht mehr konnte. Mitten am Tag brach ich einfach zusammen. Spätestens jetzt merkte ich, daß die Zeit gekommen war, um mir Hilfe zu holen.

Zum Glück fand ich sie auch. Ich ging in eine Gruppentherapie für Frauen mit ähnlichen Problemen. Zum ersten Mal konnte ich sehen, wie abhängig ich von meinen Eltern und meinem Freund war. Mein Freund war in vieler Hinsicht eine zweite Ausführung meines Vaters. Damals war ich so damit beschäftigt, herauszufinden, was die anderen von mir wollten, daß ich vergaß, zu fragen, was ich wollte. Ich bin überhaupt nicht auf die Idee gekommen, Wünsche von anderen abzulehnen, ohne einen besonderen Grund zu haben. Das hätte mir zu viele Schuldgefühle verursacht. Ich bekam gesagt, wie ich mich zu verhalten hatte, und mußte keine Entscheidungen für mich selbst treffen. Das zu lernen, war nicht leicht. Vor allem fiel es mir schwer, der Situation wirklich ins Auge zu sehen. Immer wieder bildete ich mir ein, mit meinem Freund glücklich zu sein: Ich habe mich selbst lange Zeit belogen.

Nachdem ich nüchtern meine Situation betrachten konnte, ging es mir allmählich besser. Schritt für Schritt lernte ich den Umgang mit dem Essen von neuem. Nicht nur das; ich lernte auch, anders mit meinen Mitmenschen umzugehen. Wenn ich meine Bedürfnisse nicht beiseite schob, war es auch nicht notwendig, mich anderweitig zu trösten. Nahm ich neue Aktivitäten in An-

griff, mußte ich nicht aus Langeweile essen. Ich gewann wieder Kontrolle über mein Leben und mein auswucherndes Eßverhalten. Das ging allerdings nicht immer glatt. Die Art und Weise, wie ich jahrelang gelebt hatte, konnte nicht allein mit Einsicht geändert werden. Es kostete und kostet noch viel Mühen. Oft bin ich rückfällig geworden – in Bezug auf mein Essen und meinen Umgang mit mir und mit anderen. Immer wieder habe ich etwas gemacht, nur um anderen zu gefallen, was ich aber eigentlich nicht machen wollte. Es wollte mir nicht in den Kopf, daß ich gemocht werden konnte, ohne mich dafür besonders anstrengen zu müssen.

Mit der Zeit gelang es mir, Fortschritte in dieser Richtung zu machen. Ich wußte viel eher als früher, was ich wollte, und ich traute mich, meine Wünsche auszusprechen. Auch Forderungen lernte ich zu stellen. Wie ein zartes Pflänzchen wuchs mein Selbstwertgefühl. Diese Veränderungen wurden nicht überall positiv gesehen. Mein neues Selbstbewußtsein gefiel meinem Freund ganz und gar nicht. Er fühlte sich zurückgestoßen, was starke Schuldgefühle in mir auslöste. Ich benutzte das Essen wieder, um diese Gefühle zu ertragen. Nach und nach lernte ich aber, diese Schuldgefühle auszuhalten und dem Eßdruck zunehmend besser zu widerstehen. Ich machte die Erfahrung, daß ich schlechte Gefühle ohne Essen aushalten konnte, und ich lernte andere Möglichkeiten kennen, um mich abzureagieren. Die Eßanfälle wurden seltener. Der letzte liegt jetzt ein Jahr zurück. In schwierigen Situationen bin ich immer noch auf der Hut.

Was mit meinem Freund wird, weiß ich nicht. Ich bin bereit, mit ihm eine andere Art Beziehung weiterzuführen. Wenn es jedoch nicht geht, bin ich jetzt in der Lage, ohne ihn weiterzuleben. Die Gruppenmitglieder haben mir zu der Erkenntnis verholfen, daß ich auch alleine wertvoll bin. Es hört sich komisch an, aber ich habe das vorher nicht gewußt. Ich habe vieles im Leben gefunden, wofür es zu leben lohnt. Als ich mit dem Essen so beschäftigt war, habe ich das alles nicht mehr gesehen. Jetzt weiß ich, egal wie schwierig es im Leben wird, es gibt bessere Lösungen, als zu essen und erbrechen."

Aus diesem Bericht wird deutlich, wie tief die Bulimie in der Lebensgeschichte eines Menschen verankert ist. Üblicherweise haben Betroffene die Erfahrung gemacht, daß sie nicht in Ordnung sind. Da sie nicht wissen, was sie an sich verändern sollen, versuchen sie wenigstens ihr Gewicht „passend" zu machen, in der Hoffnung, daß sie damit anderen gefallen. Was sie nie gelernt haben, ist, Wünsche zu äußern und auf ihre Rechte zu bestehen. Sie beschneiden ihren Freiraum weiter, indem sie ihre Nahrungsmittel auch noch einschränken. Auf Dauer gelingt ihnen das Hungern nicht und unerfüllte Bedürfnisse werden durch Essen ersetzt. Kurzfristig wird damit die Unzufriedenheit gelindert, doch nicht behoben. Daß Renate an einem Eßzwang litt, war in ihren Lebenserfahrungen begründet. Sie hatte bis dahin wenig andere Möglichkeiten kennengelernt, sich etwas zu holen. Auch als sie neue Verhaltensweisen gelernt hatte, fiel es Renate schwer, ihre Eßanfälle abzubauen.

Warum ist eine Bulimie so hartnäckig? Das liegt daran, daß Bulimie einen suchtartigen Charakter hat. Schauen wir uns einmal an, was es damit auf sich hat.

Sucht und Bulimie

Eine Bulimie hat viel gemeinsam mit Abhängigkeiten von Stoffen wie Alkohol, Nikotin oder Drogen. Betroffene können trotz Anstrengung nicht ohne weiteres damit aufhören. Sie haben den Eindruck, die Kontrolle über ihr Verhalten verloren zu haben und ihrer Sucht ausgeliefert zu sein. Das Wort „Sucht" kommt aus dem Althochdeutschen und bedeutet „krank". Es wird aber im volkstümlichen Gebrauch in Verbindung gebracht mit „der Suche nach etwas". Eine ehemalige Bulimie–Betroffene, die Therapeutin geworden ist, hat einmal gesagt: „Wer frißt und kotzt, hat nicht das im Leben gefunden, was ihm schmeckt". Das Suchtmittel scheint ein Ersatz für etwas zu sein, was nicht erkannt oder noch nicht gefunden wurde. Dieser Ersatz ist ein Mittel, um mit Problemen fertig zu werden. Solange kein besseres Mittel zur Verfügung steht, hält eine seelische Abhängigkeit an.

Das Wort „Eßsucht“ deutet bereits auf die Verbindung zur Sucht hin. Viele traditionelle Behandlungsstätten für Abhängigkeiten haben jetzt auch Abteilungen für Eßstörungen eingerichtet. Jedoch bringt diese Einordnung Schwierigkeiten. Betroffene reden gern von ihrer Erkrankung, als sei sie etwas Ansteckendes, wofür sie nichts können. Somit haben sie die Erlaubnis, nichts verändern zu müssen. Die Verantwortung wird an die sogenannten Experten abgegeben. Eßsüchtige Menschen machen sich vom Essen abhängig, neigen aber auch dazu, sich von anderen Dingen abhängig zu machen. Oft wird darauf gewartet, daß ein Retter auf einem Schimmel vorbeireitet und alles gut wird. Darauf können Sie leider lange warten. Für eine Besserung Ihrer Bulimie ist es notwendig, die eigene Verantwortung und die eigenen Möglichkeiten wahrzunehmen.

Sie können sich die Sucht als einen Versuch vorstellen, nicht die Lebensumstände, sondern das Erleben zu verändern. Drogen, Alkohol und Essen betäuben; damit werden Spannungen, unangenehme Gefühle und Probleme „vernebelt“ und weggeschoben. Da die Zuversicht, etwas im Leben wirklich zu verändern, vorübergehend verlorengegangen ist, gibt der Süchtige auf. Der erste Schritt aus der Bulimie besteht darin, neue Lösungen und Verhaltensmöglichkeiten zu suchen und auszuprobieren.

Ich ziehe es vor, von Lebensproblemen anstatt von Erkrankungen oder Sucht zu sprechen. Probleme kann man anpacken, gegen sie kann man etwas tun. Sucht dagegen beinhaltet die Vorstellung von krank, abhängig und handlungsunfähig. Solch eine passive Einstellung hindert Sie daran weiterzukommen. Es geht darum, Ihr Leben aktiv zu gestalten.

Der Zusammenhang von Sucht und gestörtem Eßverhalten gibt aber auch Hinweise auf einen hilfreichen Ansatz: Wenn Sucht mit „der Suche nach etwas“ zu tun hat, dann muß Ihre Aufgabe darin bestehen, dieses „Etwas“ zu finden. Erst wenn Sie wissen, was Ihnen fehlt, können Sie beginnen, danach zu suchen.

Sucht hat auch etwas mit Festhalten zu tun. Wenn Sie einen Halt im Leben vermissen, halten Sie das fest, was sich gerade anbietet. Viele Bulimikerinnen klammern sich am Essen fest und trauen sich nicht loszulassen, da sie nicht wissen, was sich jenseits der Sucht befindet. Viel Ermutigung und Vertrauen sind nötig, bevor sie auf ihr Suchtmittel verzichten, denn ein schlechter Halt ist ihnen lieber als gar keiner.

Im Unterschied zu anderen Suchterkrankungen ist es bei einer Bulimie nicht möglich, auf das Suchtmittel, in diesem Fall das Essen, zu verzichten und trotzdem weiterzuleben. Aus diesem Grund ist es für Sie notwendig, den Umgang mit ihm neu zu erlernen. Wenn Sie an einer Bulimie leiden, reicht der Wille alleine nicht aus. Sie müssen auch wissen, was Sie ändern können, und wie Sie diese Veränderungen herbeiführen können. Sie können Schritt für Schritt lernen, Ihr Essen als etwas Selbstverständliches zu betrachten. Therapeutische Unterstützung durch eine Einzeltherapie oder eine Gruppe ist dabei sicher sinnvoll und meistens auch notwendig.

Halten wir fest, was Sie über Bulimie wissen sollten:

Eine Bulimie entwickelt sich unter bestimmten Bedingungen und ist mit der persönlichen Lebensweise tief verwurzelt. Sie ist eine kurzfristige Lösung für Probleme, die Sie längerfristig auf eine andere Art lösen müssen.

Als Betroffene sehen Sie oft die Probleme nur undeutlich; Lösungen können Sie entweder nicht sehen oder wissen nicht, wie Sie Ihre Probleme auf andere Art als durch Essen lösen können. Sie greifen zu schnell verfügbaren Nahrungsmitteln. Das Essen bietet Ihnen Trost und gleichzeitig Halt, wenn auch einen wackligen, weshalb Sie es immer wieder benutzen und letztlich als Zwang empfinden.

Um von diesem Teufelskreis loszukommen, ist ein Umlernen notwendig. Dazu reicht die Willenskraft alleine nicht aus. Zusätzlich ist die Kenntnis eines Weges und eine ausreichende Unterstützung erforderlich.

Im nächsten Kapitel wollen wir uns etwas genauer anschauen, welche Lebensbedingungen und Probleme zu einer Bulimie führen können.

Kapitel 2
Warum entsteht eine Bulimie?

Meiner Erfahrung nach ist es für Menschen mit einer Bulimie sehr wichtig, ihr Verhalten nachvollziehen zu können. Wenn Sie wissen, warum Sie sich auf eine scheinbar „unvernünftige" Art verhalten, können Sie Ihr Verhalten viel besser akzeptieren. Alleine das Verstehen, warum etwas so ist, reicht natürlich nicht aus, um es zu verändern. Es ist aber möglicherweise beruhigend zu wissen, daß Ihr Verhalten nicht so widersinnig ist, wie es Ihnen erscheint. Das Verständnis ist der Anfang einer Veränderung.

Wahrscheinlich haben Sie bereits viel Energie und Gedanken darauf verwendet, Ihre Bulimie zu verstehen, und fragen sich, „Warum mache ich das bloß?" Eine einfache Antwort auf diese schwierige Frage kann es natürlich nicht geben, sonst wären Sie sicherlich schon darauf gekommen. Sie können aber Stück für Stück ein besseres Verständnis für die einzelnen Bausteine bekommen, die zusammengenommen die Bulimie ausmachen. Stellen Sie sich das wie ein Mosaikbild vor. Wir wollen die einzelnen Steinchen suchen, um uns ein Bild vom Ganzen zu machen.

Das ist keine einfache Aufgabe. Wir müssen nicht nur die Steinchen finden, sondern auch wissen, wie sie zusammenpassen. Der Mensch ist sehr komplex und wir wissen letztendlich doch sehr wenig darüber, wie sein Verhalten gesteuert wird. Aus diesem Grund kann es keine „Ursachen" der Bulimie im engen Sinne geben. Anders als bei einem Computer können wir nicht voraussagen, daß eine bestimmte Eingabe zwangsläufig zu einem bestimmten Ergebnis führt. Mit dieser Erkenntnis ist die Schuldfrage überflüssig geworden: Zu viele Ereignisse und Umstände können bei der Entstehung einer Bulimie eine Rolle spielen.

Es sind uns jedoch die Einflüsse bekannt. Sie können in drei

Hauptbereiche unterteilt werden:

1. die Gesellschaft
2. die Familie
3. die Person selbst

Wenn Sie Ihr bulimisches Verhalten verändern möchten, müssen Sie an diesen drei Bereichen ansetzen. Sie hängen stark miteinander zusammen und greifen ineinander über. Die Familie ist in die Gesellschaft eingebettet und ist natürlich stark von ihr beeinflußt. In ähnlicher Weise ist die einzelne Person in die Familie eingebettet und ein Teil von ihr.

Wie trägt die Gesellschaft zur Bulimie bei?

Die Gesellschaft, in der wir leben, trägt wesentlich zu der zunehmenden Zahl der Betroffenen bei. Die erste Voraussetzung für einen Eßanfall ist die, daß genügend Nahrung vorhanden ist. In armen Ländern ist die Bulimie undenkbar, da die Menschen eher damit beschäftigt sind, ausreichend Nahrung zu beschaffen. Hierzulande fühlt man sich manchmal von der Vielfalt und dem reichlichen Angebot von Lebensmitteln überfordert. An jeder Ekke findet man eine Pizzeria, einen Schnellimbiß oder einen Hamburger–Stand.

Andererseits ist unsere Gesellschaft von einem Schlankheitswahn besessen! In Deutschland wie in den anderen Industrieländern braucht man nur eine Frauenzeitschrift aufzuschlagen – mollige Frauen sind in unserem Zeitalter nicht mehr „in“. Die Anzeigen halten dem Leser ständig vor Augen, welche Lebensmittel „schlank machen“, und die abgebildeten Frauen entsprechen einem bestimmten Schlankheitsideal. Für eine Frau in unserer Gesellschaft scheint es erstrebenswert, möglichst schlank zu sein. Dieses Ziel leben ihr alle Frauen auf der Leinwand oder in der Presse vor.

Über 75% der Frauen glauben, zu dick zu sein. Sie haben bis

zu ihrem 18. Lebensjahr bereits Diäten ausprobiert und mußten feststellen, daß sie damit nur kurzfristig abnehmen. Auf Dauer halten sie ein Gewicht, das sie nur schwer annehmen können.

In Ländern, in denen mollige Frauen akzeptiert und sogar gern gesehen werden, sind Eßstörungen fast unbekannt. Frauen in der Türkei machen sich keine Sorgen um ihre Figur. Junge Türkinnen, die nach Deutschland auswandern, entwickeln aber zunehmend Probleme in diesem Bereich, da sie unsere Vorstellungen, wie eine schöne Frau auszusehen hat, übernehmen. Die Erwartungen, die unsere Mitmenschen an Frauen und deren Figur stellen, bestimmen, wie sie damit umgehen.

Untersuchungen zeigen, daß die meisten Frauen eine schlankere Figur vorziehen würden, als sie tatsächlich haben. Ablehnung und Unzufriedenheit dem eigenen Körper gegenüber überraschen nicht. Angesichts des Auseinanderklaffens von Wirklichkeit und Wunschbild lehnen viele Menschen ihren Körper ab und sind unzufrieden.

Die Werte der westlichen Industrieländer tragen zu der steigenden Zahl der Bulimie–Betroffenen bei, indem bei immer größer werdendem Nahrungsangebot zunehmend mehr Wert auf eine schlanke Figur gelegt wird.

Wollen Sie bei diesem Wettbewerb wirklich mitmachen? Oder wird Ihnen der Preis für die schlanke Linie und die davon versprochene Anerkennung zu hoch?

Welchen Einfluß hat die Familie?

Die Familie, in der wir aufwachsen, vermittelt uns die Regeln der Gesellschaft. Die Familie ist sozusagen eine kleinere Einheit der Gesellschaft. Als solche bringt sie uns bei, welche Verhaltensweisen gut und welche weniger gut sind. Sie trifft eine Auswahl, welche Werte ihr besonders wichtig erscheinen. Zwischen den einzelnen Familien bestehen oft große Unterschiede: Die eine stellt den Zusammenhalt der Familie an die erste Stelle, während eine andere die Leistungen der einzelnen Familienmitglieder am wichtigsten findet. Einige erleben Außenseiter bzw. Nicht-Familienmitglieder als bedrohlich, andere wiederum erleben neue Ideen von außen als bereichernd. Jede Familie hat ihre ganz eigene Sicht, ihre eigenen Wertvorstellungen und Maßstäbe. Entsprechend sind die Erwartungen an ihre Kinder.

Manche dieser Erwartungen sind ausgeprägter in Familien, in denen ein Familienmitglied eine Eßstörung hat, als in nicht betroffenen Familien. Das heißt natürlich nicht, daß diese Erwartungen zu der Eßstörung geführt haben. Sie sind vielmehr ein Teil des Puzzles – ein Teil und keine Ursache.

Wir wollen keine „Schuldigen" finden

Ehe ich weiter darüber berichte, was ich über die Familien der Betroffenen gelernt habe, ist es mir wichtig, die sogenannte „Schuldfrage" zu klären. Obwohl das Familienleben eine gewisse Rolle spielt, ist es nicht an der Entstehung einer Bulimie „schuld". Bestimmte Personen reagieren auf bestimmte Situationen in einer bestimmten Art und Weise. In ein und derselben Situation entwickelt eine Person eine Eßstörung, während eine andere gesund bleibt.

Im Leben treten oft bestimmte Beziehungsmuster gemeinsam auf. Redefreudige Frauen haben oft schweigsame Männer und umgekehrt. Dabei käme aber niemand auf die Idee zu sagen, die Frau redet so viel, weil der Mann so oft schweigt. Vielmehr sind dies Eigenschaften, die sich ergänzen und sich vielleicht aus ihrer Beziehung entwickeln. Ähnlich ist es mit Familien. Bulimie-Betroffene kommen in bestimmten Familien gehäuft vor. Die Familienmitglieder passen irgendwie zusammen. Ein Vater zweier eßsüchtiger Töchter hat diesen Familientyp wie folgt geschildert: „Die typische eßgestörte Familie besteht aus einer dominanten Mutter, einem sich zurückhaltenden Vater und einem braven Kind".

Jeder hat eine Rolle übernommen, keiner hat die andere Rolle „bestimmt“. Solche Verhaltensweisen schleichen sich langsam in Familien ein und werden starr. Je schweigsamer und zurückhaltender ein Familienmitglied wird, desto aktiver wird ein anderes. Umgekehrt, je mehr einer alles in die Hand nimmt, desto mehr wird sich ein anderer zurückziehen können. Es ist wie das berühmte Gedankenspiel mit der Henne und dem Ei: Es ist nicht sinnvoll und auch nicht möglich zu sagen, was zuerst da war.

Wichtig ist nicht, was falsch gemacht wurde, sondern was jetzt getan werden kann, um die Entwicklung positiv zu beeinflussen. Veränderungen finden dann statt, wenn die Familie eine neue Ordnung finden kann.

Eine Untersuchung

In einer Untersuchung, die ich vor einigen Jahren durchgeführt habe, sind 52 Betroffene mit Bulimie und 33 Personen ohne Eßstörungen anhand eines Fragebogens über ihre Familien befragt worden. Ein Vergleich der Ergebnisse zeigte einige interessante Unterschiede.

Der auffallendste Unterschied lag im Bereich Offenheit. Bulimie–Betroffene erlebten ihre Familien als deutlich verschlossener als die andere Gruppe. Spontane Gefühlsäußerungen wurden nicht begrüßt, sondern eher entmutigt. Es war in diesen Familien nicht üblich, über Gefühle zu reden, Kritik zu äußern oder Ärger auszudrücken. Trotzdem war eine höhere Neigung zu Konflikten vorhanden als in der Gruppe der nicht–eßgestörten Personen; Streit und Nörgeleien waren häufig. Man kann diese auf den ersten Blick widersprüchlichen Eigenschaften vielleicht so verstehen, daß wirklich wichtige Gesprächsthemen ausgespart blieben und der dazugehörige Ärger über Nebensächlichkeiten ausgetragen wurde. Grundlegendes wurde nicht geklärt, während Reibereien und gespannte Stimmungen häufig waren. Der eigentliche Ärger wurde durch Zänkereien über Kleinigkeiten aufgelöst. Zusätzlich entluden die Betroffenen vermutlich ihre

Gereiztheit durch Essen und Brechen.

Wer kennt solche Situationen nicht? Man streitet über die Zahnpastatube, obwohl es eher darum geht, ob der andere einen wirklich gern hat oder genügend schätzt. Die wahren Gründe der Spannung bleiben undeutlich, weil man sich nicht traut, darüber zu reden. In diesen Familien können die grundlegenden Probleme nicht gelöst werden, da sie nicht angesprochen werden.

Das Zusammengehörigkeitsgefühl war in diesen Familien geringer als in der Gruppe ohne Eßstörungen. Im alltäglichen Zusammenleben war die Einsatzbereitschaft der einzelnen nicht sehr hoch. Keiner ging auf den anderen wirklich ein, hörte ihm zu oder nahm an dessen Problemen teil. Die Familienmitglieder waren mehr auf sich allein gestellt.

Selbständigkeit wurde in diesen Familien nicht sehr gefördert. Betroffene fühlten sich in ihren Familien nicht frei, eigenen Interessen und Vorlieben nachzugehen. Vielmehr fühlten sie sich zur Rücksichtnahme verpflichtet und durch die befürchteten Verstimmungen der anderen Familienmitglieder eingeengt. Sie empfanden die Familienregeln als sehr starr und vermißten Großzügigkeit in der Handhabung dieser familieninternen Richtlinien. Der Freiheit des einzelnen waren enge Grenzen gesetzt. Gleichzeitig hatten Leistung und Erfolg einen hohen Stellenwert in diesen Familien. Die Mitglieder wurden zum Wettbewerb angespornt.

Fassen wir zusammen, was wir über Bulimie-Familien wissen:

1. Der Zusammenhalt ist relativ gering.
2. Über Gefühle wird nicht viel geredet.
3. Die Stimmung in der Familie ist ziemlich angespannt.
4. Auf Leistung und Erfolg wird großen Wert gelegt.
5. Betroffene fühlen sich nicht frei, eigene Ziele zu verfolgen.
6. Die Aufsicht der Familie über den Betroffenen ist streng.

Die typische Familie einer Betroffenen

Wenn wir die Liste oben anschauen, was für ein Familienbild haben wir? Die typische „betroffene Familie" scheint keine lockere, heitere Familie zu sein, sondern eher eine Familie, in der Spannung herrscht. Über diese Spannungen wird nicht viel geredet, sie werden eher unterdrückt. Gefühle sind gewöhnlich kein Gesprächsstoff – das, was die Familienmitglieder empfinden, behalten sie eher für sich. Trotz der mangelnden Offenheit und dem geringen Zusammengehörigkeitsgefühl erwarten die Eltern, daß sich die Kinder den Familiengewohnheiten anpassen; allzugroße Abweichungen sind verpönt. Betroffene werden nicht sehr ermutigt, neue Wege zu gehen und neue Entdeckungen im Leben zu machen.

Sind hier die Voraussetzungen gegeben, daß eine junge Frau Erfolg haben kann? Es scheint schwierig zu sein. Mit wenig Halt in der Familie und wenig Ermutigung zur Selbständigkeit wird erwartet, daß viel geleistet wird. Die Botschaft heißt „Sei erfolgreich, ohne allzu unabhängig zu werden". Dieses Dilemma scheinen zunehmend junge Menschen, insbesondere Frauen, mit ihrem Eßverhalten lösen zu wollen.

Warum wird gerade das Essen als Symptom gewählt? Es ist leicht verfügbar und es liegt in einem Bereich, über den die Betroffenen Kontrolle haben können. Über das Essen peinlichst genau zu bestimmen, ist ein Versuch, das Leben in den Griff zu bekommen. Das übermäßige Essen mit dem anschließenden Versuch, die Folgen in Form einer Gewichtszunahme zu verhindern, zeigt, daß nicht alles in den Griff zu bekommen ist. Vielleicht schauen wir an dieser Stelle die Situationen genauer an, in denen sich Eßstörungen häufig entwickeln.

Ein Problem der Ablösung

Eine Bulimie beginnt gewöhnlich im Alter von 17–20 Jahren. In dieser Zeit bereiten sich die meisten Menschen auf ein selbständiges Leben vor. Sie machen Pläne für die Zukunft, beginnen vielleicht zu arbeiten oder zu studieren. Warum soll eine Eßstörung genau dann ihre Anfänge finden, wenn so viel Leben vor ihnen liegt?

Gerade im Zeitpunkt des Beginns ist die Antwort zu suchen. In die Welt hinauszugehen und etwas aus seinem Leben zu machen, setzt einiges an Vorarbeit voraus. Ein gesundes Selbstwertgefühl und die Überzeugung, etwas bewirken zu können, sind wichtige Grundlagen. Nur indem jemand selbständig Neues ausprobiert und Erfolg erlebt, kann er Sicherheit und Zuversicht gewinnen. Wenn er aber ohne emotionale Unterstützung an der kurzen Leine gehalten wird, entsteht ein Gefühl der Hilflosigkeit.

Der Betroffene steht vor dem Leben und will einiges in Angriff nehmen. Es ist an der Zeit, die Familie zu verlassen. Ihm fehlen aber die Fertigkeiten, zufriedenstellende Beziehungen außerhalb der Familie herzustellen. Er ist für das Leben nicht gut vorbereitet. Diese Zeit des Erwachsenwerdens ist immer schwierig. Wenn nur wenige Möglichkeiten sichtbar sind, um heftige Gefühle auszudrücken, bietet die Bulimie ein Ventil zum Dampf-Ablassen.

Alle Familienmitglieder tun sich schwer in der Zeit, wenn ein Kind erwachsen wird und dabei ist, in die Welt hinauszugehen. Die Familie muß sich für diesen Schritt vorbereiten und sich in der veränderten Situation wieder zurechtfinden. Viele Eltern fühlen sich alleingelassen, da sie verlernt haben, sich miteinander zu beschäftigen. Es ist eine schwierige Umstellung nicht nur für Kinder, sondern auch für ihre Eltern.

Die Ablösung kann Kinder überfordern, die sich unter einen starken Leistungsdruck stellen, aber nicht geübt sind, eigene Entscheidungen zu treffen und umzusetzen. Eine logische Lösung für diese jungen Menschen ist, einen Bereich zu finden, in dem es sich lohnt, ehrgeizig zu sein, einen Bereich, den Betroffene glauben unter ihre Kontrolle bringen zu können - ihr Gewicht.

Solch einen Bereich zu haben, vermittelt das Gefühl, etwas Eigenes zu haben. Es ist ein Schritt in Richtung Unabhängigkeit. Es mag sich widersprüchlich anhören, aber die Bulimie kann in der Tat einen Sprung ins Leben bedeuten. Der Versuch, das eigene Leben, und wenn es erst einmal nur das Gewicht betrifft, selbst in die Hand zu nehmen, ist auch ein Versuch, sich von der Familie abzugrenzen. Diese Loslösung ist noch sehr eingeschränkt, sie zeigt aber wie ernsthaft der Betroffene darum bemüht ist, einen Bereich in seinem Leben zu beherrschen. Noch sind seine Versuche recht harmlos, ja, fast „brav“, denn die Familie muß sich nicht ändern. Damit ein junger Mensch aus der Familie weggehen kann, ohne die familiären Bindungen abzubrechen, müssen alle Familienmitglieder ein neues Verständnis für ihren Platz in der Familie bekommen.

Die Familie Meinhard: eine festgefahrene Situation

Julia ist eine große schlanke Blondine mit langen Beinen, die von einer Karriere auf dem Laufsteg träumte. Der Glanz des Berufs als Mannequin und die Anerkennung von den Zuschauern erschienen ihr erstrebenswert. Allerdings war sie weniger begeistert von den Strapazen, die dazugehörten. Aufträge zu bekommen war auch nicht immer einfach, aber noch war es für sie eine Nebentätigkeit. Bis zu ihrem Aufenthalt in einer Klinik hatte sie in einem Büro gearbeitet, was sie aber entsetzlich langweilig fand. Die gelegentlichen Angebote, in Modeschauen mitzuwirken, waren für sie eine interessante Abwechslung. Ansonsten wohnte sie zuhause mit ihren Eltern und dem jüngeren Bruder Thomas.

Thomas war seit seiner Geburt hochgradig geistig behindert. Er konnte sich weder alleine anziehen, noch selbständig essen. Seine Sprache beschränkte sich auf einfache Sätze, manchmal nur Wortfetzen. Vormittags war er in einem Heim, nachmittags holte ihn seine Mutter nach Hause. Er war dann völlig auf ihre Hilfe angewiesen.

Frau Meinhard, eine attraktive Frau, war am Ende ihrer Kräfte angelangt. Tagsüber arbeitete sie in einem Lebensmittelgeschäft, nachmittags holte sie Thomas vom Heim ab und war mit ihm anschließend voll beschäftigt. Bis ihr Sohn schlafen ging, hatte sie keine freie Minute mehr. Danach wartete meistens das Geschirrspülen oder Wäschebügeln auf sie. Anschließend redete sie ein paar Worte mit ihrem Mann und fiel dann erschöpft ins Bett. So ging das tagein, tagaus.

Herr Meinhard, ein gemütlich aussehender, ruhiger Mann um die 50 Jahre, bewunderte die Fähigkeit seiner Frau, neben ihrer Halbtagstätigkeit noch voll für die Familie dazusein. Er war den ganzen Tag im Büro, kam abends müde heim und fand die Spannungen, die zwischen Mutter und Tochter bestanden, zunehmend unerträglich. Mutter und Tochter waren leicht reizbar. Waren sie nur kurze Zeit zusammen in einem Raum, war die Wahrscheinlichkeit einer Explosion ziemlich hoch. Wie ist es dazu gekommen?

Als Kind war Julia ausgeglichen und umgänglich. Sie lachte gern und viel, so daß sie „Sonnenschein" genannt wurde. Als sie älter wurde, änderte sich das. Das Lachen wurde seltener, ihr Gesichtsausdruck ernster. Als sie 16 Jahre alt wurde, finanzierten ihr die Eltern eine Privatschule, damit sie einen Beruf lernen konnte, der ihr Spaß machte. Sie hatte sich diese Ausbildung sehr gewünscht. Sie wohnte in der Schule, einem Internat, und kam ein- bis zweimal im Monat für das Wochenende nach Hause.

Mehr als 200 km von zu Hause entfernt, fühlte sich Julia einsam. Sie fand Freunde, hatte aber den Eindruck, immer wieder an Leute zu geraten, die sie ausnutzten. Unter diesen war eine Frau, die nebenbei auf Modeschauen jobbte. Als Julia angesprochen wurde, ob sie nicht auch teilnehmen wollte, kam es zu Eifersuchtsszenen. Auch die Schule war nicht so leicht, wie sie sich das vorgestellt hatte. Die langen dunklen Nächte machten ihr zu schaffen. Sie fühlte sich elend. Um sich etwas Gutes zu tun, kaufte sie sich Chips und ähnliches. Eingerollt in eine warme

Decke, aß sie Salzgebäck, anschließend mußten Süßigkeiten her. Wenn der Bauch so richtig voll war, setzte ein Gefühl der Müdigkeit, ja, fast Benommenheit ein. Sie konnte dann schlafen. Als dies öfter vorkam, bangte sie um ihre schlanke Figur und ihren neuen Job als Vorführmodell. Zu erbrechen war die optimale Lösung, dachte sie.

Die Eßanfälle nahmen zu und kosteten sie viel Kraft. In der Schule bekam sie so schlechte Noten, daß sie kurz vor dem Abschluß abbrechen mußte. Sie hatte die ganze Zeit nur ans Essen gedacht, bis spät in die Nacht gegessen, erbrochen und dann nochmals gegessen. Das Ergebnis war, daß sie am nächsten Tag verschlief und Unterrichtsstunden versäumte. War sie doch anwesend, kreisten ihre Gedanken um das Essen und nicht um den Unterrichtsstoff. Ihr erster Versuch, selbständig zu werden, war gescheitert. Sie kehrte zurück ins Elternhaus und fühlte sich als Versagerin. Die Eltern waren natürlich enttäuscht, denn sie hatten alles für ihre Tochter getan, damit sie eine Chance im Leben bekäme. Irgendwie ging es aber schief.

Zuhause war es dann nicht mehr so friedlich wie früher. Der Bruder, auf den sie damals gerne aufgepaßt hatte, ging ihr jetzt reichlich auf die Nerven. Sie war überhaupt leicht gereizt und aggressiv. Der Versuch, eine vernünftige Arbeit zu finden, gelang ihr nicht. So gab sie sich mit gelegentlichen Jobs zufrieden. Abends blieb sie lange auf: Während die anderen schliefen, hatte sie ihre Ruhe, was sie zu Freßorgien nutzte. Am nächsten Tag schlief sie lange aus, was die Eltern, die pflichtbewußt in die Arbeit gingen, nicht ganz einzusehen vermochten. Nachmittags war sie immer noch nicht ganz wach und hatte schlechte Laune. Die Auseinandersetzungen mit den Eltern nahmen zu und wurden immer lauter. Schließlich entschied sie sich, das Elternhaus zu verlassen. Die Eltern zeigten sich entlastet, allerdings war die Mutter nicht sehr überzeugt, daß ihre Tochter alleine zurechtkommen würde.

Julia zog von Hamburg nach Köln um und fand eine Arbeit bei einem Reiseveranstalter. Der Verdienst war mäßig, dafür waren die Verführungen der Großstadt umso größer. Sie gab viel Geld für

Kleidung, Schmuck und andere Vergnügungen aus, bis sich ein Berg von Schulden angesammelt hatte. In der Arbeit klappte es nicht mehr, mit den Kolleginnen gab es größere Schwierigkeiten. Die Eßanfälle wurden immer schlimmer, und Julia wollte am liebsten sterben.

Sie kehrte wieder nach Hause zurück und war froh, wieder aufgenommen zu werden. Die Eltern bezahlten die Schulden, was ihnen nicht leicht fiel, denn ihr eigener Verdienst war bescheiden. Die Streitereien zwischen Tochter und Mutter wurden immer heftiger. Der Vater schaute hilflos zu. Er war ratlos. Ging es Julia schlecht, ging es ihrer Mutter noch schlechter. Wenn es ihrer Tochter besser ging, befürchtete Frau Meinhard, daß es nicht lange anhalten würde. Sie machte sich ständig Sorgen um Julia.

In dieser Zeit lernte Julia öfter Männer kennen. Die Beziehungen waren meist von kurzer Dauer, was die Mutter in ihrer Einschätzung, „Mit dir hält es keiner länger aus“, bestärkte. Zuhause klappte es nicht, woanders auch nicht. Julia sah keinen Ausweg mehr. Die Spannungen in der Familie nahmen zu und wurden unerträglich. Julia und ihre Eltern waren verzweifelt: sie entschlossen sich, eine Klinik aufzusuchen.

Julia fühlte sich wertlos. Die Eltern waren erschöpft und fragten sich, was sie falsch gemacht hatten. Alle litten unter dem Zustand, aber keiner war in der Lage, etwas zu verändern: die Situation war festgefahren.

Durch die Therapie kam einiges wieder in Bewegung. Julia merkte, wie stark ihre Abhängigkeit vom Elternhaus war. Alle ihre Versuche, von zu Hause wegzugehen, waren halbherzig, weil sie sich sehr gebunden fühlte. Im Laufe der Zeit wurde ihr klar, was ihre Krankheit für einen Sinn hatte: Sie erlaubte ihr zuhause zu bleiben, denn sie war eben nicht gesund genug, um fortzugehen. Die Bulimie war eine Art Waffe. Sie konnte damit Trost und Aufmerksamkeit erpressen, insbesondere von der Mutter. Die Zuwendung, die der Bruder durch seine Behinderung bekam, stand jetzt auch ihr zu. Indem es ihr immer schlechter ging, konnte sie der Mutter beweisen, wie dringend sie ihre Hilfe brauchte.

Die Mutter war immer sehr stolz auf ihr „gesundes Kind" gewesen und wollte alles für es tun. Ihr Leben hatte wenig Freude und viel Arbeit beinhaltet - keine verlockende Vorstellung für Julia. Das Erwachsensein schien mit Pflichten und Mühsal verbunden zu sein. Julia wollte es im Leben bequemer haben. Gleichzeitig sorgte sie unbewußt für die Mutter: sie war nicht alleine mit dem Bruder zuhause. Wäre die Tochter gesund gewesen, hätte sie der Mutter ein Leben vorgelebt, das für diese nicht erreichbar gewesen wäre. Die Eßstörung sorgte dafür, daß die Tochter nicht mehr aus dem Leben schöpfte, als die Mutter selbst dazu in der Lage war.

Der Vater war eher ein stiller Beobachter dieser Entwicklung. Er versuchte, seine Ehefrau zu unterstützen, wußte aber oft nicht, wie er das bewerkstelligen sollte. Die Spannungen waren für ihn schwer auszuhalten, und er reagierte in seiner Hilflosigkeit zunehmend jähzornig. Er hatte in der Familie die Stelle eines Außenseiters. Die Hauptdarsteller waren seine Frau und Tochter.

Dieses Beispiel macht deutlich, daß es keine Schuldigen gibt. Jedes Familienmitglied trägt zu der festgefahrenen Situation bei und ist gleichzeitig Opfer davon. Daher muß immer die Frage gestellt werden, „Was können wir tun?" und nicht, „Was haben wir falsch gemacht?" In dieser Familie hat eine glückliche Wende stattgefunden. Nach längerem stationärem Aufenthalt begann Julia ihre Eßanfälle in den Griff zu bekommen. Schließlich waren sie nicht mehr die Regel, sondern die Ausnahme. Die Eltern kamen öfter zu Gesprächen in die Klinik. Sie wurden ermutigt, die Elternrolle stärker auszuüben und der Tochter mehr Grenzen zu setzen. Gemeinsam entschieden sie, wieweit sie noch bereit waren, die Tochter finanziell zu unterstützen. Fristen wurden festgesetzt: Sollte Julia bis zu einem festgesetzten Zeitpunkt keine Arbeit finden, wollten sie nicht mehr ihre Untätigkeit unterstützen. Julia hatte keinen Freischein mehr, tatenlos daheim zu bleiben. Sie wußte nun, wenn sie nichts unternahm, würde sie aus dem

Nest gestoßen werden.

Nicht nur Julia, sondern auch den Eltern sollte geholfen werden. Es wurde nach Möglichkeiten gesucht, die Mutter zu entlasten. Das Nächstliegende wurde zuerst übersehen - so selbstverständlich waren die Rollen verteilt. Es war für ihn ungewohnt, aber Herr Meinhard war damit einverstanden, mehr im Haushalt mitzuhelfen. Die Mutter lernte, nicht alles alleine machen zu müssen, und der Vater fühlte sich wohler in einer aktiveren Rolle. Die Tochter, obwohl zuerst mürrisch über diese Veränderungen, fühlte sich freier, ihr eigenes Leben zu führen.

Kurz vor ihrer Entlassung fand Julia eine Arbeit, die weder so langweilig wie ihre frühere Bürotätigkeit war, noch die Nachteile ihrer Jobs als Mannequin hatte. Sie zeigte bei dem Vorstellungsgespräch ziemlich viel Selbstvertrauen und wurde eingestellt, obwohl sie wenig Erfahrung in dem Bereich hatte. Die Beziehung zu ihren Eltern verbesserte sich mit ihrem eigenständigen Leben. Durch den gewonnenen Freiraum fühlten sich alle Familienmitglieder entlastet. Die Mutter fand neue Möglichkeiten, mehr für sich zu tun. Sie fand sogar Zeit und Interesse, mit ihrem Mann alleine fortzugehen. Der Vater stand nicht mehr außerhalb des Geschehens, sondern traf wichtige Entscheidungen für die Familie gemeinsam mit seiner Frau. Zwei Jahre nach dem Klinikaufenthalt ist Julia immer noch symptomfrei.

Bulimie als eine persönliche Problemlösung

Die Vorstellung, daß Bulimie einen Sinn haben soll, mag für Sie eigenartig erscheinen. In gewisser Weise ist es jedoch so. Wahrscheinlich haben Sie bis jetzt Ihr Essen als ein isoliertes Problem betrachtet und dachten, es ginge Ihnen gut, wenn Sie nur dieses Problem in den Griff bekommen würden. Dieser Gedanke ist zwar nicht ganz unrichtig, ist aber nur ein Teil der Wahrheit.

Kein Mensch handelt unsinnig, auch wenn es vordergründig so erscheint. Halten wir also fest:

Ihr gestörtes Eßverhalten hat einen Sinn!

Eine Eßstörung ist immer der Versuch, Probleme zu lösen, die von Person zu Person unterschiedlich sein können. Die dahinterliegenden Probleme sind selten bewußt, jedoch beeinflussen sie Ihr Verhalten. Sie bedürfen einer langfristigen Lösung. Das Eßverhalten ist eine kurzfristige Lösung, die Ihnen in irgendeiner Weise hilft, solange Sie eine unerträgliche Situation nicht anders zu ändern wissen. Ihre Bulimie ist ein persönlicher Lösungsversuch.

Für Julia war die Bulimie eine unzureichende Lösung, unter der sie litt. Allerdings war hier gleichzeitig eine Möglichkeit der Besserung enthalten, denn ein Mißstand wurde deutlich. Sie suchte Unterstützung, um ihre Situation zu verändern.

Eine andere Person hätte in dieser Lebenssituation vielleicht ein anderes Verhalten entwickelt, um mit ihren Problemen klarzukommen. Jeder von uns neigt in schwierigen Situationen dazu, auf eine einzigartige Art und Weise zu reagieren. Der eine bekommt Magengeschwüre, der andere drückt seinen Kummer laut und deutlich aus, und ein Dritter entwickelt eine Bulimie.

Einige der persönlichen Eigenschaften, die die Wahrscheinlichkeit einer Bulimie erhöhen, sind:

- weibliches Geschlecht,
- der Eindruck, nichts im Leben bewirken zu können, Selbstunsicherheit und eine tiefe Angst, unfähig zu sein,
- ein niedriges Selbstwertgefühl,
- Unzufriedenheit mit dem eigenen Körpergewicht und mit der eigenen Figur,
- das ständige Bestreben, es anderen recht machen zu wollen.

Zusammenfassend können wir sagen, daß eine Eßstörung sich aus einer Wechselwirkung gesellschaftlicher, familiärer und persönlicher Eigenschaften ergibt.

Kapitel 3
Wie kann ich anfangen?

Regeln für das Umlernen

Manche Verhaltensweisen eignen wir uns bewußt und absichtlich an, andere ohne gezielte Anstrengung, d.h. wir sind uns nicht bewußt, etwas zu lernen.

In diesem Sinne ist das bulimische Eßverhalten auch ein gelerntes Verhalten. Kaum jemand nimmt sich vor, bulimisch zu werden, jedoch passiert es nach ähnlichen Grundregeln wie alles, was wir bewußt lernen.

Bewußtes Lernen hat ein Ziel, will etwas erreichen. Bergsteiger interessieren sich für die Beschaffenheit von Felsen, für den Umgang mit Seilen und Knoten, und für ähnliches mehr, was nützlich sein könnte für das Ziel, einen Hang zu erklettern. Diese neuen Kenntnisse werden dann vermutlich dazu führen, daß das Bergsteigen mehr Spaß macht und zu mehr Sicherheit führt. Somit hätte sich das Lernen gelohnt.

Bulimie wird zwar selten auf diese Art vorsätzlich gelernt, dennoch weist es gewisse Ähnlichkeiten auf. In irgendeiner Art und Weise lohnt sich bulimisches Verhalten: Erbrechen oder Abführmittel ermöglichen es Ihnen, trotz übermäßigem Essen eine schlanke Linie zu behalten. Das viele Essen hilft Ihnen, unangenehme und aufgestaute Gefühle zu betäuben und zu entladen. Neben vielen unangenehmen Folgen hat die Bulimie auch Auswirkungen, die hilfreich sind. Deshalb wird das Verhalten aufrechterhalten. Menschen handeln nie wirklich gegen sich selbst. In der Suche nach Erleichterung wird zwar nicht immer die beste Lösung gefunden, aber immerhin ist es eine mögliche Lösung.

Wird diese Lösung, wie bei Bulimie, zum Problem, ist es notwendig, neue Lösungen zu suchen. So wie viele Wege nach Rom führen, gibt es auch mehrere Möglichkeiten, etwas zu erreichen. Es ist notwendig, daß Sie

1. erkennen, daß Bulimie eine Lösungsmöglichkeit ist, die Ihnen langfristig Schaden zufügt, und
2. danach suchen, welche dahinterliegenden Probleme Sie mit der Eßsucht lösen wollen.

Oft werden die zugrundeliegenden Probleme erst sichtbar, wenn die bisherige Lösung, das Essen und Erbrechen, wegfällt. Geben Sie das Essen und Brechen auf, können Gefühle hochkommen und Situationen erst entstehen, die bislang keinen Platz gefunden haben.

Da Sie, wie wir bereits festgestellt haben, Ihr bulimisches Verhalten erlernt haben und es zur Gewohnheit wurde, weil es Ihnen Vorteile einbrachte, können Sie es auch wieder verlernen.

Welche Schritte beeinhaltet ein Umlernen? Im wesentlichen können wir sieben Schritte unterscheiden.

1. Entscheidung fällen: Will ich wirklich etwas ändern?
   Als erstes müssen Sie überprüfen, inwieweit Sie wirklich bereit sind, etwas zu verändern. Wieviel Mühe wollen Sie auf sich nehmen? Wie wichtig ist es Ihnen, Ihr Verhalten zu verändern? Dazu müssen Sie genau anschauen, was für und gegen eine Veränderung spricht.

2. Bestandsaufnahme: Wie ist meine momentane Situation?
   Ehe Sie etwas ändern können, müssen Sie sich einen Überblick über die jetzige Situation verschaffen. Dem momentanen Zustand ins Auge zu schauen kostet etwas Mut; er ist oft nicht besonders schmeichelnd. Manchmal ist es leichter, den Kopf in den Sand zu stecken und so zu tun, als ob alles in Ordnung wäre. Vielleicht haben Sie das auch schon probiert. Damit haben Sie natürlich keine Chance, etwas zu verändern.

3. Zielrichtung festlegen: Was will ich ändern? Das Hauptziel in kleinere Ziele unterteilen.
   Nachdem Sie sich zu einer Entscheidung durchgerungen haben, bleibt die Frage, wie die Veränderungen aussehen sollen. Nicht nur die Ziele, sondern auch die Schritte, die dahin führen, müssen überlegt werden. Das Erreichen eines Zieles hängt wesentlich davon ab, ob Sie dieses Ziel in gehbare Schritte zergliedern können.

4. Vorgehensweise planen: Wie kann ich mein Problem verändern?
   Haben Sie Ziele und Teilziele festgelegt, geht es darum, neue Wege zu finden. Je mehr Bereiche Sie berücksichtigen, desto größer ist die Wahrscheinlichkeit, daß Sie Schritt für Schritt weiterkommen. In den folgenden Kapiteln schauen wir Gefühle, Gedanken, Vorstellungen und Körperempfindungen genauer an. Sie sind alle wichtige Teile der Lösung Ihres Problems. Die Lösung besteht aus vielen Teilen, die wie Mosaiksteinchen sind. Zusammengesetzt ergeben sie ein Bild, auf dem die Bulimie keinen Platz mehr hat.

5. Überprüfung der Fortschritte. Belohnung für erreichte Ziele. Kann ich mir Gutes tun? Überprüfung unerreichter Ziele: Was war zu schwierig? Zu Punkt 4 zurückkehren.
   Nachdem Sie versucht haben, Ihre Teilschritte zu erreichen, sollten diese überprüft werden. Sinnvolle Fragen sind: Habe ich das erreicht, was ich erreichen wollte? Wenn nicht, was ging schief? War das Ziel vielleicht zu schwierig? Ist dies nicht der Fall, wie kann ich das Ziel doch noch erreichen? Wenn Sie erfolgreich waren, steht die Frage „Wie kann ich mich belohnen?“ an. Erst nachdem Sie sich wirklich Zeit genommen haben, Ihren Fortschritt zu würdigen, wird der nächste Schritt überlegt.

Selten ist der Weg zum Ziel geradlinig. Meistens geht es drei Schritte vorwärts und zwei zurück. Es mag auch eine Phase geben, in der auf zwei Vorwärtsschritte drei Rückwärtsschritte folgen, ehe es wieder bergauf geht. Wenn Sie das wissen, sind Sie besser vorbereitet, Rückschläge einzustecken, und können besser mit ihnen umgehen.

6. Weitere Schritte planen oder eine Planveränderung vornehmen. Bei Punkt 5 weitermachen.
   Vor allem ist es wichtig, den weiteren Weg langsam voranzuschreiten. Sind Sie ungeduldig, können Sie Ihre bisherigen Fortschritte gefährden. Kleine erfolgreiche Schritte sind auf Dauer besser als kurzlebige große!

7. Vorbeugung gegen einen Rückfall: Wie kann ich die Veränderung beibehalten?
   Wenn Sie im voraus überlegen, welche Schwierigkeiten Sie erwarten, können Sie sich darauf vorbereiten. Welche Situationen führten in der Vergangenheit zu Eßanfällen? Wie können Sie jetzt anders damit umgehen? Sie haben die Möglichkeit, die Situation zu vermeiden, sie zu ändern oder anders mit ihr umzugehen.

Um Ihren Weg aus der Bulimie festzuhalten, empfehle ich Ihnen, ein Notizbuch anzulegen. Ihre persönlichen Ziele, Fortschritte, Rückschläge, erneuten Versuche, Hilfreiches, Vermeidbares - all dies können Sie darin festhalten. Das hilft Ihnen, klarer zu sehen. Im Notfall können Sie immer darauf zurückgreifen.

Sind Sie neugierig auf den Weg, der vor Ihnen liegt? Sie können sich Ihren geplanten Weg als eine Reise oder eine Bergwanderung vorstellen. Da liegen einige Schwierigkeiten auf dem Weg, manches ist unbekannt, manches unerwartet erfreulich. Eines ist aber sicher: Am Ende Ihrer Reise werden Sie an Erfahrungen reicher sein. Und dann geht der Weg wieder weiter. Vorher wollen wir aber prüfen, wie ernst es mit Ihrer Absicht ist.

Will ich wirklich etwas verändern?

Fragen Sie sich: Möchte ich wirklich etwas ändern? Ein manches

Mal möchte man auf den ersten Blick etwas ändern, doch dann bekommt man Angst vor dem Unbekannten. So lautet etwa ein Motto: Lieber das unglückliche Gewohnte als das ungewohnte Glück. Die Angst ist für viele Menschen so groß, daß sie sich lieber mit ihrem Schicksal abfinden, als Neues zu riskieren.

Etwas Neues auszuprobieren, beinhaltet immer ein kleines Risiko. Deshalb sollten Sie sich, ehe Sie sich bewußt zur Veränderung Ihrer alten Lösungsmuster entscheiden, einmal in der Phantasie ausmalen, was Sie erwarten wird.

Wie groß ist dieses Risiko wirklich? Was könnte passieren? Machen wir ein kleines Gedankenspiel, um, zumindest in der Vorstellung, das auszuprobieren, was Sie verändern wollen.

Phantasiereise

Am besten lesen Sie diese Übung, ehe Sie damit beginnen, mehrmals durch, damit Sie Ihre Vorstellungsübung nicht immer wieder durch Nachlesen unterbrechen müssen. Sie können die Übung aber auch langsam auf eine Kassette sprechen. Lassen Sie viel Zeit zwischen den Sätzen. Ihre Vorstellungen brauchen ausreichend Raum, um sich entfalten zu können. Wenn Sie ungefähr wissen, worum es geht, setzen oder legen Sie sich an einem Ort bequem hin, an dem Sie nicht gestört werden. Schließen Sie die Augen und atmen Sie mehrmals tief ein und aus. Kommen Sie langsam zur Ruhe.

Stellen Sie sich Ihr jetziges Leben bildhaft vor. Welche Bereiche sind für Sie wichtig? Denken Sie an die Familie, den Freundes– und Bekanntenkreis und die Arbeit (sei es Schule, Beruf oder Haushalt). Es ist unwichtig, mit welchem der drei Bereiche Sie beginnen. Der Sinn der Übung ist, sich zunächst Ihr momentanes Leben vor Augen zu führen, und sich dann ein Bild davon zu machen, wie es sich ohne die Bulimie ändern könnte. Sie können sich diese drei Bereiche in einer Sitzung vorstellen, oder Sie können die Übung in drei Teilen durchführen.

Beginnen Sie zunächst damit, sich Ihr jetziges Leben mit der Bulimie vorzustellen. Gehen Sie in Gedanken zur Arbeit, in die Schule oder dahin, wo Sie Pflichten auszuüben haben. Versuchen Sie, sich möglichst deutlich in der Situation zu sehen: Wo sind Sie genau, wie stehen oder sitzen Sie, wer ist da, was tun Sie? Nehmen Sie sich Zeit und lassen Sie die Bilder wie in einem Film ablaufen. Welche Rolle spielt Ihre Eßstörung in diesem Bilde? Wie steht es mit den Kollegen? Sind Sie mit Ihrer Arbeit zufrieden? Können Sie sich gegen unerwünschte Forderungen wehren? Beobachten Sie das, was für Sie am wichtigsten ist.

Gehen Sie langsam mit Ihrer Aufmerksamkeit zum Bereich der Freunde und Bekannte. Verfahren Sie wie oben. Welchen Einfluß hat Ihre Bulimie auf Ihren Freundeskreis? Wissen Ihre Freunde von Ihren Schwierigkeiten oder haben Sie diese geheimgehalten? Wie wirkt sich dies auf die Art der Kontakte aus? Gehen Sie noch viel aus oder verkriechen Sie sich lieber zuhause? Was unternehmen Sie mit Ihren Freunden? Was tun Sie nicht mehr?

Unabhängig davon, ob Sie noch zuhause oder allein wohnen, stellen Sie sich vor, wie Ihre Familie auf Ihr Eßverhalten reagiert. Wenn die Familienmitglieder davon nichts wissen, hat es einen indirekten Einfluß? Wer kümmert sich um Sie? Machen Sie sich ein Bild von Ihrem Familienleben. Was tun Sie gemeinsam als Familie? Wer redet mit wem und worüber wird geredet? Wer steht Ihnen nah, wer ferner? Von wem fühlen Sie sich akzeptiert? Können Sie Ihre Meinung sagen? Fühlen Sie sich geborgen?

Nachdem Sie sich Ihre momentane Situation vor Augen geführt haben, wollen wir etwas verändern. Sie werden in Ihrer Vorstellung plötzlich gesünder werden. Überlegen Sie, wie das wäre – keine Heißhungeranfälle mehr, kein Erbrechen, keine Abführmittel mehr und kein Fasten. Sie essen ganz normal, zählen keine Kalorien und kümmern sich nicht mehr um die Waage.

Wie sieht Ihr Leben jetzt aus? Was hat sich verändert? Stellen Sie sich einen Bereich nach dem anderen vor. Versuchen Sie, sich selbst und Ihre veränderte Situation möglichst genau auszumalen. Gehen Ihre Mitmenschen anders mit Ihnen um? Verhalten Sie sich anders? Vielleicht gehen Sie häufiger aus, oder Sie gehen mit Ihren Freunden und Kollegen anders um. Arbeiten Sie vielleicht mehr oder weniger? Sind Sie hilfsbereiter oder grenzen Sie sich besser von anderen ab? Es könnte sein, daß die Erwartungen, die an Sie gestellt werden, jetzt anders sind. Wie fühlen Sie sich in der neuen Situation?

Wichtig bei dieser Übung ist, daß Sie einen Eindruck davon bekommen, was sich in Ihrem Leben ändern könnte, wenn Sie keine Eßprobleme mehr hätten. Möglicherweise sind Ihnen neben positiven auch negative Folgen aufgefallen. Vielleicht würde sich niemand mehr um Sie kümmern. Oder Sie müßten den unbequemen Weg nehmen und große Veränderungen in Ihrem Leben vornehmen. Das könnte heißen, Ängste und Unsicherheit zu überwinden, sich stärker durchzusetzen und sich dafür manchmal unbeliebt zu machen. Hat das Essen Ihren Tagesablauf bis jetzt bestimmt, kann zunächst eine Leere entstehen, wenn es nicht mehr im Mittelpunkt steht. Wir haben vorher festgestellt, daß das gestörte Eßverhalten einen Sinn hat. Fällt dieser Sinn weg, hinterläßt es ein Loch. Auf Dauer müssen Sie lernen, dieses Loch anders zu füllen als mit Pommes frites, Kuchen und Schokolade!

Maria, eine junge Bulimikerin, machte folgende Entdeckung bei der Phantasiereise:

„Ich kann es kaum ertragen, meine Situation zuhause nüchtern anzusehen. Es ist für mich sehr schmerzlich. Indem ich mich mit Süßigkeiten vollstopfe, finde ich Trost und Erleichterung. Wenn ich damit aufhöre, weiß ich nicht, wie ich die Streitereien aushalten soll. Wahrscheinlich muß ich wirklich weggehen. Davor habe ich aber noch soviel Angst, da ich nicht weiß, ob ich mit meinem Leben alleine zurechtkomme."

Als sie das so klar sah, konnte sie wirklich wählen: Entweder weiterhin bulimisch zu bleiben oder eine große Veränderung zu wagen.

Die Entscheidung, wieviel Sie für die Überwindung Ihrer Bulimie tun möchten, liegt bei Ihnen. Versuchen Sie, Bilanz zu ziehen. Was spricht für und was spricht gegen eine Änderung Ihres Eßverhaltens? Es ist hilfreich, diese Gedanken schriftlich festzuhalten. Füllen Sie deshalb die nachfolgenden zwei Listen aus.

Für eine Änderung meines Eßverhaltens spricht:

1. ....

2. ....

3. ....

4. ....

5. ....

Für das Beibehalten meiner Eßstörung spricht:

1. ....

2. ....

3. ....

4. ....

5. ....

Marias Liste sah so aus:

Für eine Änderung spricht:
„Mein Tag besteht aus Essen, Schlafen und Arbeiten. Das ist kein Leben mehr! Ich bin nervlich fertig. Ich komme mit meinen Mit-

menschen nicht mehr aus. Ich will mir selbst nicht mehr weh tun. Das Loch, das ich immer mit Essen stopfe, kann ich auch anders füllen."

Gegen eine Änderung spricht:
„Ich halte es zuhause nicht mehr aus, ohne ständig zu essen. Ich weiß nicht, wie ich sonst diese Spannungen loswerde. Das Essen tröstet mich."

Vergleichen Sie nun Ihre beiden Listen. Spricht mehr für eine Änderung als dagegen? Treffen Sie eine Entscheidung: Wollen Sie trotz möglicher Nachteile eine Veränderung riskieren? Wenn Sie mit „ja" geantwortet haben, herzlichen Glückwünsch! Sie haben jetzt eine klare Entscheidung getroffen und können mit diesem Vorsatz weiterlesen, was zu tun ist.

Machen Sie sich ein klares Bild davon, was Sie sich von einer Veränderung versprechen, und weshalb Sie sich so entschieden haben. Solche Überlegungen sollten Sie sich immer wieder vor Augen führen. Deshalb ist es sinnvoll, nochmals die Beweggründe Ihrer Entscheidung aufzuschreiben. Wenn Ihre Tatkraft schwankt, können Sie die Liste wieder hervorholen.

Wenn Sie bis jetzt mitgearbeitet haben, haben Sie bereits zwei wichtige Schritte getan.

1. Sie haben sich mit der Phantasiereise ein Bild von der Zukunft gemacht. Dieses Bild mag noch verschwommen sein. Das stört aber nicht, denn es wird fortlaufend korrigiert, ergänzt und der Wirklichkeit angeglichen.

2. Sie haben das Für und Wider einer Veränderung abgewogen. Vermutlich haben Sie den Eindruck, es lohnt sich, etwas zu verändern, sonst hätten Sie nicht bis hierher weitergelesen. Dann kommen wir zu der Frage: „Bin ich wirklich in der Lage, etwas zu verändern?" Besondere Bedeutung hat diese Frage für Sie, wenn Sie jahrelang Versuche gestartet und dennoch

nichts erreicht haben. Diesen Punkt werden wir deshalb nun genauer anschauen.

Welche Lösungsversuche habe ich bereits ausprobiert?

„Ich habe schon alles versucht und nichts hat geholfen". Diesen Satz höre ich fast täglich in der Therapie mit Bulimikerinnen. Beim genaueren Nachfragen wird deutlich, wieviel nicht oder nur halbherzig versucht wurde. Viele Möglichkeiten werden übersehen oder voreilig abgelehnt. Andererseits werden untaugliche Lösungsversuche immer wieder angewendet. Dadurch verfestigen sich die Schwierigkeiten noch weiter.

Wie ist das bei Ihnen? Was haben Sie bisher unternommen, um aus dem Kreislauf essen – brechen – fasten auszubrechen? Wahrscheinlich haben Sie mehr unternommen, als Ihnen spontan einfällt. Nehmen Sie sich einen Moment Zeit und überlegen Sie, was Sie alles ausprobiert haben. Tragen Sie alle Lösungsversuche, mit deren Hilfe Sie sich Ihres Eßproblems entledigen wollten, in der linken Spalte der folgenden Tabelle ein. Schauen Sie sich die Liste dann noch einmal an. Welche dieser Versuche haben Ihnen tatsächlich geholfen? Welche halten Sie für geeignet, welche für ungeeignet? Tragen Sie die Bewertung in die zweite und dritte Spalte der Tabelle ein.

Versuchte Lösungen	Geeignet, weil	Ungeeignet, weil

Maria erstellte folgende Tabelle:

Versuchte Lösungen	Geeignet, weil	Ungeeignet, weil
gemeinsames Essen mit Familie oder Freunden gemieden		*ich alleine bin und die Gefahr eines Freßanfalls dann groß ist*
nur Diätkost gegessen		*mein Verlangen nach anderen Lebensmitteln größer wird*
„verbotene" Nahrungsmittel wie Sahne und Schokolade gemieden		*diese Lösung zu Freßanfällen führte*
fast nichts mehr gegessen		*mein Hungergefühl nach 2 Tagen so groß war, daß ich einen Freßanfall bekam*
von zuhause ausgezogen	*es mir kurzfristig half*	*es meine Probleme auf Dauer nicht löst*
langsam gegessen, um den Geschmack wahrzunehmen	*ich das Essen besser genießen kann und keinen Freßanfall habe*	
mich gefragt, warum ich Eßdruck habe	*es manchmal einen Freßanfall verhindert*	
„verbotene" Nahrungsmittel wieder gegessen	*sie dann ihren Reiz verlieren*	

Bestandsaufnahme: Wie ist meine Situation jetzt?

Wir haben schon davon gesprochen, daß viele Bulimikerinnen essen, wenn sie sich schlecht fühlen, ärgerlich, ängstlich oder unsicher sind. Jede von ihnen ist in ganz bestimmten Situationen gefährdet, zu essen oder zu erbrechen. Auch bei Ihnen gibt es einen ganz charakteristischen Ablauf Ihres Eßverhaltens. Diesen gilt es zuerst herauszufinden. Wie können Sie das tun? Eine der besten Möglichkeiten, die ich kenne, ist, ein Eßprotokoll zu führen, das ich Ihnen nun vorstelle.

Datum Uhrzeit	*Situation vor dem Essen: Tätigkeit, Gedanken, Gefühle*	*Hunger (in %)*	*Was, wieviel und wie gegessen?*	*satt (in %)*	*Abführmittel Erbrechen, Bewegung*	*Gedanken*	*Gefühle*

Anleitung zum Ausfüllen des Eßprotokolls

Ein Eßprotokoll ist eine Art Tagebuch, das alle wichtigen Informationen bezüglich des Essens beinhaltet: die Situation vor dem Essen, die verzehrte Menge, Erbrechen, Abführmittelmißbrauch, übermäßiges Sporttreiben und begleitende Gefühle und Gedanken. Eßprotokolle sollten Sie anfangs mindestens zwei Wochen lang jeden Tag ausfüllen. Wichtig ist dabei, keinen Tag auszulassen. Sie können auch noch länger Eßprotokolle schreiben oder eine Pause einlegen und die Protokolle dann weiterführen. Diese Protokolle verfolgen zwei wichtige Ziele:

1. Der Ist–Zustand, wie Ihr Leben jetzt abläuft, wird festgehalten.
2. Sie können Zusammenhänge und Gewohnheiten erkennen.

Sind Sie der Meinung, daß ein Eßanfall aus heiterem Himmel kommt? Ein sorgfältig ausgefülltes Eßprotokoll kann Ihnen am besten helfen, diese Frage zu beantworten. Nehmen Sie sich ein Blatt Papier und unterteilen es in mehrere Spalten wie in der Abbildung.

Datum, Uhrzeit:

In dieser Spalte notieren Sie das Datum und um wieviel Uhr Sie essen.

Die Situation vor dem Essen:

In dieser Spalte erfassen Sie die Situation vor dem Essen: Wo befinden Sie sich (Restaurant, Küche), was haben Sie gerade getan, mit wem waren Sie unmittelbar vor dem Essen zusammen, mit welchem Gefühl haben Sie angefangen zu essen? Welche Gedanken gingen Ihnen durch den Kopf?

Hunger:

Ehe Sie mit dem Essen beginnen, nehmen Sie sich einen Moment Zeit, um auf Ihren Körper zu hören. Achten Sie auf körperliche Empfindungen, besonders die im Mund- und Bauchbereich. Sind Sie angespannt, müde, gereizt oder hungrig?

Wenn Sie hungrig sind, wo spüren Sie das? Achten Sie genau auf die leisen Botschaften, z.B. wie fühlt sich der Bauch vor und nach dem Essen an? Vielleicht ist Ihr Körper durch Ihre Bulimie durcheinander geraten und Ihr Empfinden für Hunger und Sättigung ist gestört. Dann kann es längere Zeit dauern, bis Sie wieder ein körperliches Gefühl für Hunger und Sättigung spüren. Wie bei allem ist es nötig, zu üben und diese Empfindungen wirklich spüren zu wollen. Seien Sie ehrlich mit sich: Dürfen Sie Hunger spüren, oder ist es Ihnen lieber, ihn nicht wahrzunehmen? Vielleicht meinen Sie, dann mit weniger Essen auszukommen. Dieser Gedanke trügt, denn der Körper holt sich das, was er braucht. Ihr nächster Eßanfall ist vorprogrammiert.

Nach diesen Überlegungen notieren Sie in der dritten Spalte in Prozent, ob und wieviel Hunger Sie haben. 100% Hunger ist eindeutig - der Körper zeigt deutlich durch Magenknurren oder ähnliches an, daß er jetzt Nahrung braucht; 50% Hunger heißt, daß Hunger zwar da ist, nicht aber sehr ausgeprägt (der sogenannte „kleine Hunger"). Wenn Sie Ihren Hunger unter 20% schätzen, sollten Sie sich fragen, ob Sie wirklich etwas essen wollen oder ob Sie nicht versuchen, ein anderes Bedürfnis mit Essen zu stillen. Vielleicht sind Sie müde, haben Durst oder Ihnen ist kalt. Oft wird körperliches Unwohlsein als Hunger aufgefaßt. Was braucht Ihr Körper jetzt wirklich? Eventuell sind Sie traurig und wollen allein sein, oder Sie sind einsam und wollen unter Leuten sein. Welche Bedürfnisse haben Sie momentan?

Nahrungsmittel: was, wieviel und wie essen Sie?

In dieser Spalte notieren Sie alle verzehrten Lebensmittel und Getränke. Geben Sie die Mengen möglichst genau an, z.B. ein halber Teller Spaghetti oder 2 Tafeln Schokolade, nicht etwa „Spaghetti" oder „Schokolade". Schummeln hilft nicht! Notieren Sie genau und ehrlich, was Sie gegessen und getrunken haben.

Die Protokolle sind nur dann hilfreich, wenn sie die Wirklichkeit wiedergeben und Ihnen ein klares Bild darüber vermitteln, wie der jetzige Zustand aussieht. Versuchen Sie dabei freundlich mit sich umzugehen (kein Tadel). Wenn Sie nachsichtig mit sich sind, fällt es Ihnen leichter, alles aufzuschreiben. Sind Sie mit der Auflistung unzufrieden, sagen Sie sich: „So ist es gewesen. Basta!"

Hunger und das Gefühl des Sattseins (Sättigung)

Nehmen Sie sich nach dem Essen wieder ein oder zwei Minuten Zeit. Wie fühlen sich Ihr Körper und Ihr Bauch an? Sind Sie satt oder noch hungrig? Es kann sein, daß Sie das gar nicht mehr unterscheiden können. Das wird sich mit der Zeit ändern. Sie erhalten gleich dazu eine Hilfe. Versuchen Sie auf jeden Fall diese Spalte gleich von Anfang an auszufüllen, so gut es eben geht. Achten Sie auf Ihr Körpergefühl und tragen Sie den Sättigungsgrad in Prozent ein. Zum Beispiel:

100% bedeutet gut satt.

120% bedeutet mehr als satt,
ein körperliches Unwohlsein ist die Folge.

80% bedeutet, der Hunger ist nicht ganz beseitigt,
der Körper bräuchte noch etwas Nahrung.

50% bedeutet nur zur Hälfte gesättigt.

Abführmittel, Erbrechen, Bewegung

Diese Spalte dient nicht dazu, Sie mit erhobenem Zeigefinger zu tadeln. Es geht darum, festzuhalten, unter welchen Bedingungen Sie dazu neigen, sich zu erbrechen, abzuführen oder durch übertriebenes Sporttreiben eine Gewichtszunahme zu verhindern. Durch das Protokollieren können Sie feststellen, wie oft Sie solche Praktiken ausüben.

Gedanken

Ihre Gedanken sind sehr mächtig: Sie bestimmen, was Sie tun und nicht tun. Je mehr Sie sich Ihrer Gedanken bewußt sind, desto besser können Sie Ihr Verhalten steuern. Gewöhnen Sie sich deshalb an, sich öfter zu fragen, welche Gedanken Ihnen gerade durch den Kopf gehen.

Ihre Gedanken können sich auf die momentane Situation beziehen oder auf sich selbst. Beispiele sind: „Ich ärgere mich über das, was ich gegessen habe“ oder „Ich werde es nie schaffen“, usw. Nehmen Sie sich viel Platz für diese Spalte und schreiben Sie alles, ja, alles, was Ihnen durch den Kopf geht, auf. Beurteilen Sie nicht, was Sie geschrieben haben. Es geht hier um eine Bestandsaufnahme. Sie sind Ihr eigener wohlwollender Beobachter, der alles merkt, ohne zu beurteilen oder zu verurteilen. Vielleicht fällt Ihnen am Anfang wenig auf; das wird sich mit der Zeit ändern. Halten Sie das fest, was da ist.

Gefühle

In dieser Spalte tragen Sie Ihre momentanen Gefühle ein. Richten Sie Ihr Augenmerk auf Ihr inneres Erleben. Sind Sie traurig, gut aufgelegt, gereizt, ärgerlich, wütend? Schreiben Sie es auf! Oft ist es schwer, verschwommene Gefühle in Worten auszudrücken und genau zu benennen. Als Hilfe finden Sie im nächsten Kapitel eine Liste aller möglichen Gefühlsregungen.

Maria füllte das Eßprotokoll auf der nächsten Seite aus. Daran können Sie sehen, wie Gedanken, Gefühle und Eßverhalten zusammenhängen.

Schauen Sie die Eintragungen um 13 Uhr 20 an. Obwohl Maria meinte, sich wohl zu fühlen, war anscheinend ihre Verunsicherung größer, als sie dachte. Sie erkannte, daß sie ihre Aufregung „mit Essen gestillt“ hatte.

Datum Uhrzeit	Situation vor dem Essen: Tätigkeit, Gedanken, Gefühle	Hunger (in %)	Was, wieviel und wie gegessen?	satt (in %)	Abführmittel Erbrechen, Bewegung	Gedanken	Gefühle
20.10. 7:45	bin müde, fühle mich aber gut	70%	ein Brötchen, Löffel Honig, Marmelade	100%	---	Ich habe nicht zuviel gegessen	bin zufrieden
12:	warte auf Fred; hoffentlich kommt er	100%	esse hastig einen Apfel	weiß nicht	---	Wo bleibt Fred bloß?	unruhig, angespannt
13:20	Fred holt mich ab; wir gehen essen	20%	Portion Rigatoni, kleiner Salat, Creme Caramel	110%	---	Nur weil ich nervös war, habe ich gegessen; zu blöd	bin verärgert über mich
16:30	Mit Petra ins Cafe gegangen; habe Lust auf Eis	10%	3 Kugeln Eis mit Sahne nicht ganz aufgegessen	110%	---	Heute abend esse ich nichts mehr	geht mir gut
17:30	Petra geht heim; habe Angst vor dem Alleinsein	0%	1 Dose Kekse, 1 Schachtel Pralinen, 1 große Schokolade, 1 Stück Käsekuchen verschlungen	150%	erbrochen	Ich schaffe es nie, mit dem Kotzen aufzuhören	deprimiert

Was bringt mir das Ausfüllen von Eßprotokollen?

Es ist sicher schwer für Sie, Protokolle zu schreiben und schwarz auf weiß Ihre „Sünden" aufzuführen. Vielleicht fühlen Sie sich erst recht schlecht und neigen dazu, alles hinzuschmeißen.

Tun Sie es nicht! Damit würden Sie sich eine Möglichkeit nehmen, etwas über sich zu lernen. Denken Sie darüber nach. Anhand Ihrer Eßprotokolle können Sie kleine Änderungen feststellen, z.B. wenn es Ihnen gelingt, Gefühle zu bemerken, die Sie bis jetzt nicht wahrhaben wollten, oder doch vielleicht einmal einen Eßanfall zu unterbrechen. Ehe Sie beginnen können, etwas zu ändern, müssen Sie wissen, was jetzt ist. Tagebuch zu führen, kann in mehrerlei Hinsicht hilfreich sein.

Auf dem Papier wird sichtbar, wie oft, wann und wieviel Sie essen; die Zahl der Eßanfälle, das anschließende Erbrechen, Ihre Gedanken und Gefühle – alles wird aufgeschrieben. Der momentane Zustand wird für Sie sichtbar. Das mag anfangs unangenehm sein, es ist aber der erste Schritt auf dem Weg zu Ihrem Ziel. Es ist zunächst wichtig, daß Sie die momentane Situation annehmen, wie sie ist. Versuchen Sie, sich und Ihre Schwächen anzunehmen. Das schließt natürlich nicht aus, daß manches anders werden darf.

Beim Schreiben kann Ihnen etwas auffallen, was Ihnen bis dahin entgangen ist. Schauen Sie sich die Eßprotokolle genau an. Gibt es darin irgendwelche Regelmäßigkeiten? Gibt es Situationen, die häufig Eßanfällen vorausgehen? Beispielsweise können Eßanfälle nach einem Besuch von Tante Gertrud vermehrt auftreten oder am Abend, wenn Sie sich einsam fühlen und sich langweilen. Vielleicht merken Sie, wann Sie mehr essen und wann es Ihnen leichter fällt, ohne übermäßiges Essen auszukommen. Alle diese Feststellungen sind wertvolle Hinweise, wie der Weg für Sie weitergehen kann.

Die Eßprotokolle geben Ihnen die Möglichkeit, positive Veränderungen schriftlich festzuhalten. Die kleinen Fortschritte sind von besonderer Wichtigkeit. Wollen Sie sie sehen, müssen Sie genau hinschauen. Oder legen Sie nur auf die großen Erfolge Wert? Müssen Sie alles auf einmal schaffen? Kennen Sie nur zwei Möglichkeiten: Ich breche oder ich breche nicht, ich habe Heißhungeranfälle oder ich habe keine? Viele kleine Stufen langsam zu steigen, bringt Sie wahrscheinlich weiter, als der Versuch, sie alle auf einmal erklimmen zu wollen. Ein altes chinesisches Sprichwort drückt diesen Gedanken treffend aus:

Die längste Reise beginnt mit dem ersten Schritt.

Lassen Sie sich nicht entmutigen, wenn nicht sofort große Veränderungen zu sehen sind. Sie haben sich das ungünstige Eßverhalten über lange Zeit angeeignet. Jetzt brauchen Sie etwas Zeit, um es sich wieder abzugewöhnen.

Wir haben bereits mehrere Bereiche kennengelernt, die mit unserem Eßverhalten zusammenhängen. Wie wir fühlen, was wir denken, was wir uns vorstellen können, und wie wir handeln, bestimmt unsere zukünftige Lebensgestaltung. Wenn Sie etwas ändern möchten, dann müssen Sie alle diese Bereiche miteinbeziehen. Wir werden uns diese Bereiche deshalb nun nacheinander anschauen.

Kapitel 4
Wie hängen Eßstörungen und Gefühle zusammen?

Das Erfreuliche an Gefühlen ist, daß es keine falschen Gefühle gibt – alles, was man empfindet, ist richtig. Wie schön, endlich ein Gebiet zu finden, auf dem man nichts falsch machen kann! Streichen Sie also Gedanken aus Ihrem Kopf wie: „Es ist blöd, daß ich mich so fühle“. Gefühle haben ihre Berechtigung und Sie sollten sie zulassen. Die Gefühle sind so, wie sie sind, und es ist gut so.

Wir leben in einer Welt, in der wir vieles unter Kontrolle haben: Pillen heilen uns von Krankheiten, an denen wir früher lange hätten leiden müssen; wir können uns den Zeitpunkt einer Schwangerschaft aussuchen; wir haben sogar die Macht, die ganze Welt zu zerstören. Wir sind es gewohnt, Macht über viele Lebensbereiche zu haben. Wollen wir jetzt auch noch unsere Gefühle beherrschen? Genau das scheint bei vielen Bulimikerinnen oft der Fall zu sein, ohne daß sie es immer merken.

Unterdrückte Gefühle spielen so eine große Rolle bei Eßstörungen, daß sie alleine fast ausreichen, um eine Bulimie erklären zu können. Aufgestaute Gefühle verhalten sich ähnlich wie aufgestaute Flüsse: Sie suchen sich einen anderen Weg, um weiterfließen zu können. Je mehr Wasser sich hinter einem Damm staut, desto stärker wird die Kraft. Ein Rinnsal, das am Fließen gehindert wird, ist noch nicht gefährlich, ein aufgehaltener Strom jedoch kann eine Bedrohung darstellen.

Aus den Nachrichten kennen wir alle die verheerenden Folgen eines Dammbruchs. Wenn ein Damm dem auf ihn wirkenden Wasserdruck nicht mehr standhalten kann, passiert ein Unglück, das leicht verhindert werden könnte, wenn man die Schleusen nur rechtzeitig etwas öffnet. Genauso verhält es sich mit den Gefühlen.

Gefühle können ungeheuer mächtig werden, wenn wir sie daran hindern, sich auszudrücken. Kleine Kinder haben damit überhaupt keine Probleme. Wenn sie hungrig oder müde sind, wenn sie sich aus anderen Gründen unwohl fühlen, dann schreien sie einfach und lassen den Druck nach außen entweichen. Als Erwachsene haben wir diesen unmittelbaren Ausdruck der Gefühle verlernt, da es sich nicht schickt, loszuheulen, wenn einem etwas nicht paßt.

Zwischen dem Losheulen und dem Zurückhalten aller Gefühle gibt es jedoch noch eine weitere Möglichkeit. Unsere Aufgabe ist es, uns diese Möglichkeit zu erschließen. Allerdings ist das erst der zweite Schritt. Ehe man Gefühle ausdrücken kann, muß man sie erkennen, und das ist nicht immer so leicht, wie es scheint.

Wie wichtig unsere Gefühle sind, möchte ich anhand von Annettes Geschichte verdeutlichen.

Annette, die Frau „ohne Gefühle“

Am Anfang ihrer stationären Therapie behauptete die sportlich wirkende Fußballspielerin: „Ich habe keine Gefühle“. Als ich sie anschaute, glaubte ich ihr sofort: Sie saß da, steif wie ein Brett, den Kopf zwischen hochgezogenen Schultern eingeklemmt. Ihr Gesicht war zusammengekniffen und ihr Blick auf einen unsichtbaren Punkt auf dem Boden gerichtet. Sie sah aus, als ob sie gleich Schlimmes erwartete. Wenn man diese Haltung einnimmt, merkt man, wie alles hart und undurchlässig wird. In der Tat ist so kaum etwas spürbar.

In den Gruppenstunden kämpfte Annette stark mit Gefühlen, die sie sich nicht erlauben konnte. Es war sichtbar, wie sie ihre ganze Kraft zusammennahm, um ein Gefühl niederzudrücken, das hochzukommen drohte. Tränen durften nicht sein: überhaupt waren Gefühle für sie peinlich. Sich so gehenzulassen, das passierte Annette nicht! Lieber verrenkte sie alle ihre Gesichtsmuskeln, als daß ihr die Traurigkeit in flüssiger Form entwich. So groß war ihre Angst vor den Gefühlen.

Annettes Alltag vor dem Klinikaufenthalt bestand aus Arbeit, Fußballspielen, für ihren Freund sorgen und vor allem aus Essen. Sie war stark und konnte viel aushalten. Trotz ihrer ausgeprägten Eß–/Brechsucht war sie in der Lage, ganztags zu arbeiten. Nach Feierabend stürzte sie sich auf den gut gefüllten Kühlschrank. Wenn sie so voll war, daß sie nichts mehr essen konnte, verschaffte sie sich durch Erbrechen Erleichterung. So ging es Tag für Tag.

Ihr Freund Udo versicherte ihr immer wieder, er liebe sie über alles. Als Beweis brachte er ihr immer die Pralinen mit, die sie am liebsten mochte. Sie war der Inhalt seines Lebens, und ohne sie, meinte er, versumpfen zu müssen. Das glaubte Annette auch, denn er hatte ein Alkoholproblem. Wenn er trank, wurde er eifersüchtig – das war das Schlimmste. Eigentlich wollte sich Annette trennen, jedoch sagte sie stets: „Aber er läßt mich nicht gehen". Sie aß weiter und unterdrückte ihre Wut, Verletzung und Traurigkeit. Alle diese Gefühle wurden hinuntergeschluckt. Angefangen hatte dieses Muster schon in ihrer Kindheit. Als nichteheliches Kind verbrachte Annette ihre ersten drei Lebensjahre in einem Heim. Erst als die Mutter wieder heiratete, sorgte der Stiefvater dafür, daß sie nach Hause kommen durfte. Er gab ihr seinen Namen, und danach wurde nicht mehr darüber gesprochen. Annette wuchs im Glauben auf, er sei ihr leiblicher Vater.

Den Stiefvater liebte sie sehr. Für sie war es schwierig, wenn er beruflich längere Zeit verreisen mußte, was oft der Fall war. Sogar seinen Mantel versteckte sie, damit er bloß dableiben würde! Mit der Mutter war sie weniger glücklich. Vermutlich an die Vergangenheit erinnert, ging diese nicht sehr zimperlich mit ihrer Tochter um. Die Stiefschwester und der Stiefbruder wurden bevorzugt. Wie Kinder so sind, merkten sie den schlechten Stand der älteren Schwester und nutzten die Lage ziemlich aus. Der

Bruder war sowieso das Lieblingskind, und die Schwester konnte sich durch ihr sonniges Gemüt viele Vorteile verschaffen.

Der Mutter konnte Annette wenig recht machen. Sie wurde von ihr gehänselt, weil sie anders aussah als der Rest der Familie: Sie waren alle groß und dunkelhaarig, während Annette klein und blond war. Kein Wunder, daß sie anfing, ihren Körper zu hassen. Wenn sie etwas angestellt hatte, kam die Mutter mit dem Kochlöffel. Noch ein Grund mehr, ihren Körper abzuhärten. Sie stellte auch oft etwas an, z.B. klaute sie Bonbons im Lebensmittelgeschäft nebenan. Das ging lange Zeit gut. Als sie ertappt wurde, sah sie ihre Schlechtigkeit bestätigt.

Wenn der Vater von seinen Reisen nach Hause kam, war es für sie wie Weihnachten. Sie verehrte ihn, da er weich und freundlich zu ihr war. In seiner Anwesenheit verhielt sich die Mutter auch milder. Er war eindeutig der Held in ihrem Leben. Als sie 12 Jahre alt war, änderte sich die Situation. Die Zärtlichkeiten, die sie an ihm so geschätzt hatte, gingen zu weit. Das hatte nichts mehr mit einer Vater–Tochter-Beziehung zu tun. „Er nahm all das Vertrauen, das ich hatte, und mißbrauchte es“, sagte sie. Annette war verwirrt – einerseits war er der einzige Mensch auf der Erde, der ihr etwas bedeutete, andererseits hatte er ihre grenzenlose Zuneigung für seine eigenen Zwecke benutzt.

Von da an wollte sie nichts mehr empfinden, da die Gefühle, die in ihr hochkamen, sehr schmerzlich waren. Ihr Körper war ihr Gegner, der ihr nur Unangenehmes brachte. Sie wurde hart, burschikos und erfolgreich im Sport. Sie entwickelte einen Muskelpanzer, der sie vor seelischen Verletzungen notdürftig schützen sollte. Nicht nur negative Gefühle, sondern auch andere Gefühle wurden nicht zugelassen. Die Sportkumpel wurden die neuen Freunde – auf die war Verlaß. Sie kamen zu Annette mit ihren Problemen, und sie war stolz darauf, anderen helfen zu können. Keiner ahnte, wie es in ihr aussah.

Im Sportheim lernte sie ihren späteren Verlobten Udo kennen. Sie gefiel ihm auf Anhieb, und er bemühte sich sehr um sie – so lange, bis sie nachgab. Verliebt war sie nicht in ihn. Er trank zu viel – wie ihr Vater – und gab Verantwortung gerne ab. Annette sorgte für die Finanzen, nachdem er sich hoch verschuldet hatte. Er stützte sich auf sie, und sie fühlte sich ihm verpflichtet. Er brauchte sie ja. Zu diesem Zeitpunkt fingen die bulimischen Anfälle an.

Oft dachte sie an Trennung. Sie wünschte sich einen ganz anderen Mann, einen, der mit Geld umgehen konnte, der nicht trank und vor allem einen, den sie ausgesucht hatte. Ihn im Stich zu lassen brachte sie allerdings nicht über das Herz. „Wenn ich vielleicht nur etwas freundlicher zu ihm sein könnte", meinte sie, „könnte alles besser werden". Es gelang ihr aber keineswegs freundlicher zu werden, denn sie handelte gegen ihre Bedürfnisse. Sie merkte noch nicht, wie sehr sie sich ähnelten: Udo trank, um seine Probleme zu vergessen, und sie aß, um ihre Gefühle nicht zu spüren. Sie war zu sehr mit ihren Pflichten beschäftigt, um zu merken, was ihr fehlte. Noch etwas kam hinzu: Obwohl sie in der Beziehung unglücklich war, hatte sie einen Gewinn davon. In ihrer verhältnismäßig starken Rolle hatte sie eine gewisse Macht über Udo. Dieses Machtgefühl half ihr, das sonst angegriffene Selbstwertgefühl zu stärken. Aus diesem Grund gelang es ihr nicht, von ihm wegzugehen. Die Bulimie wurde stärker, und Annette entschloß sich, in eine Klinik zu gehen.

Erst als sich Annette in der Therapie mehrfach mit der Frage beschäftigte: „Was will ich?", fing sie an, ihre Bedürfnisse kennenzulernen. Sie wurde auf Gefühle und Körperempfindungen aufmerksam, die sie nicht mehr wahrgenommen hatte. Langsam lernte sie, diese Gefühle zuzulassen, zu spüren und auch auszuhalten. Viel Trauer und Wut waren dabei, aber auch zarte Gefühle wie Zuneigung. Die positiven wie die negativen Gefühle machten ihr Schwierigkeiten. Manchmal wurde es ihr zuviel. „Und ich dachte, ich hätte keine Gefühle!", staunte sie.

Annette begann, Eßprotokolle zu führen, und lernte dadurch, ihre Gefühle zu beachten. Zusammenhänge zwischen Eßanfällen und unangenehmen Situationen fielen ihr auf. Wenn sie dem Eßdruck nicht nachgab, merkte sie deutlich viele verschiedene Gefühle, die dem Drang zu essen vorausgingen.

Annette war ein halbes Jahr in einer psychosomatischen Klinik. Nun kommt sie mit ihrem Leben deutlich besser zurecht. Rückfälle sind kaum vorgekommen. Heute kennt sie viele Gefühle, die nicht immer angenehm sind, aber im Gegensatz zu früher fühlt sie sich lebendig. Sie kann Gefühle aushalten, die sie früher mit Essen verdrängt hatte, und kann sie jetzt besser ausdrücken. Es fällt ihr nicht immer leicht, aber sie traut sich, ihren Ärger zu äußern, ihre Enttäuschungen auszusprechen und ihre Zuneigung zu zeigen. Sie achtet auf ihre Bedürfnisse und vertritt die Meinung: „Gefühle dürfen sein!"

Wie kann ich meine Gefühle erkennen?

Nachdem wir gesehen haben, was für eine bedeutende Rolle Gefühle bei der Entstehung einer Bulimie spielen können, wäre es hilfreich, mehr darüber zu wissen. Bleiben wir bei dem Beispiel vom gestauten Wasser: Wenn wir die Schleusen beizeiten aufmachen wollen, ist es notwendig, die Gefahr zu wittern. Gefühle können nur dann angenommen und angemessen ausgedrückt werden, wenn man sich ihrer bewußt ist. Welche Möglichkeiten haben wir, unsere Empfindungen näher kennenzulernen?

1. Aufmerksamkeit lenken
   Der einfachste Weg, sich Ihrer Gefühle bewußt zu werden, ist, Ihre Aufmerksamkeit auf sie zu lenken. Stellen Sie sich einen Scheinwerfer vor, dessen Lichtstrahlen Sie mit Ihren Augen folgen, und richten Sie dieses Licht auf Ihr inneres Befinden. Wenn Sie darauf achten, wie Sie sich gerade fühlen, werden Sie mit der Zeit immer mehr Gefühle feststellen.

2. Auf körperliche Hinweise wie Anspannung und Erschöpfung achten
   Manchmal sind uns die vorhandenen Gefühle nicht deutlich genug, als daß wir sie benennen könnten. Sie sind nur als un-

klare Empfindungen im Körper spürbar. Körperliche Zustände von Anspannung oder auch Erschöpfung ohne erklärbare Gründe sind Zeichen dafür, daß etwas im Busch ist. Wenn Sie solche Zustände merken, sollten Sie sich fragen: „Was ist mit mir los? Hat jemand etwas Unfreundliches zu mir gesagt, bin ich verletzt oder vielleicht sauer?"

3. Eßdruck als Hinweis auf Gefühle ansehen
   Wahrscheinlich haben Sie bis jetzt Eßdruck als etwas Ungutes betrachtet, vielleicht sogar als Ihren Feind. Haben Sie jemals überlegt, daß der fast unwiderstehliche Drang, alles in sich hineinzustopfen, auch eine Hilfe sein könnte? Ähnlich körperlicher Zustände wie z.B. Zittern, Erschöpfung oder Anspannung, kann Freßgier ein Zeichen für etwas sein, das nicht in Ordnung ist.
   Als Alarmsignal kann sie uns darauf hinweisen, daß wir etwas anders tun sollen – uns wehren, die Meinung sagen oder ähnliches. Sie deutet auf einen Zustand hin, der nach Änderung ruft. Wenn Sie das Bedürfnis haben, unmäßig viel zu essen, ist dies ein guter Zeitpunkt zu fragen: „Wenn ich jetzt nicht essen würde, was müßte ich dann tun, damit es mir besser geht?" Der Eßdruck ist wie ein ehrlicher Freund, der Ihnen deutlich machen will, daß etwas in Ihrem Leben nicht mehr paßt, und der Abhilfe bedarf. Eßdruck bedeutet fast immer, daß Gefühle beiseite geschoben werden und keinen Platz finden. Durch Eßanfälle werden Spannungen kurzfristig gelöst, Gefühle aber überdeckt.

Sie kennen nun verschiedene Möglichkeiten, wie Sie auf Ihre Empfindungen aufmerksam werden können, die Sie sonst oft übergehen. Benannt haben wir sie aber damit nicht. In meinen Gruppen haben wir eine Liste aller uns bekannten Gefühle erstellt, als Hilfe dafür, verschwommene oder nur teilweise greifbare Empfindungen besser einordnen zu können. Wenn Sie Ihre Gefühle genauer beschreiben können, sind Sie auf dem Weg, sie zu verstehen.

Machen Sie sich von dieser nun folgenden Liste mehrere Fotokopien. Wenn Ihnen die passenden Worte fehlen, um Ihr Empfinden zu beschreiben, nehmen Sie eine Kopie dieser Gefühlssammlung und kreuzen Sie die Wörter an, die am besten Ihre Gefühle beschreiben.

Liste möglicher Gefühle

glücklich	stumpf	trostlos
zufrieden	lustlos	unzufrieden
hoffnungsvoll	hoffnungslos	frustriert
optimistisch	schwermütig	ratlos
fröhlich	melancholisch	minderwertig
gutgelaunt	wertlos	bedrückt
verstanden	wehmütig	verzweifelt
heiter	depressiv	überfordert
angenommen	untauglich	entmutigt
geschätzt	hilflos	enttäuscht
dankbar	leer	weinerlich
lebendig	apathisch	niedergeschlagen
ruhig	überflüssig	traurig
entspannt	energiegeladen	träge
gelassen	stark	schlapp
ausgeglichen	mächtig	energielos
kribbelig	stolz	ausgelaugt
aufgeregt	kräftig	machtlos
zittrig	fähig	schwach
gereizt	mutig	genervt
angespannt	willensstark	erdrückt
nervös	leicht	verloren
verkrampft	befreit	verwirrt
durcheinander	wertvoll	belastet
zerrissen	erfolgreich	erschlagen
wohlig	entschlossen	gleichgültig
zuversichtlich	verunsichert	begeistert
sicher	ängstlich	beschwingt

behaglich	mißbraucht	unbeschwert
geborgen	ausgenutzt	überschwenglich
zugehörig	verletzlich	übermütig
kuschelig	gequält	locker
warm	abgelehnt	vergnügt
begehrt	verlegen	wild
verbittert	unverstanden	überdreht
abscheulich	bewegt	unbeholfen
haßerfüllt	gerührt	neidisch
rachsüchtig	beherrscht	schuldig
wütend	unfrei	benommen
ärgerlich	gebunden	schockiert
zornig	verantwortlich	überrascht
nachtragend	resigniert	starr
verliebt	trotzig	einsam
verspielt	lustig	allein
sinnlich	freundlich	zurückgewiesen
genüßlich	großzügig	gesellig
gierig	offen	hingezogen
maßlos	geliebt	eifersüchtig
bescheiden	vertraut	sehnsüchtig
unbefriedigt	selbstbewußt	lustvoll

Gefühle sind uns erlaubt

Vergessen Sie nicht, daß Gefühle keine Berechtigung brauchen. Sie sind wie die Luft, die wir einatmen, oder das Wasser, das wir trinken. Kämen Sie auf die Idee zu fragen, ob es erlaubt sei, Luft einzuatmen? Ebenso verhält es sich mit unseren Gefühlen. Sie gehören zu den menschlichen Grundrechten, sind unantastbar und brauchen keine Erlaubnis.

Eines der ersten Gefühle, dessen sich Annette bewußt wurde, war Eifersucht. In der Gruppe beobachtete sie, ob andere nicht mehr Aufmerksamkeit bekamen als sie selbst. Hatte Sie den Eindruck, daß es tatsächlich so war, fühlte sie sich verletzt. Sie fragte sich, ob sie überhaupt ein Recht darauf hatte, eifersüchtig zu sein, anstatt sich zu fragen, warum sie eifersüchtig war. Die zweite Fragestellung hätte ihr bestimmt besser geholfen, mit ihrem Empfinden zurechtzukommen. Gefühle stehen uns allen zu und geben uns wichtige Auskunft über unsere Bedürfnisse. Hätte Annette sich gefragt, was ihre Eifersucht für eine Bedeutung hat, wäre sie vielleicht auf folgendes gekommen:

- Mir ist es wichtig, daß jemand für mich daist.
- Ich teile ungern diese Zuneigung mit anderen.
- Mir ist es unklar, ob jemand mich wirklich mag.
- Ich habe Angst, daß die guten Gefühle verschwinden könnten.
- Ich habe etwas Wertvolles gefunden und will es behalten.

Da Annette damit beschäftigt war, abzuwägen, ob ihre Eifersucht berechtigt war, kam sie nicht dazu, diese Überlegungen anzustellen. Sie kämpfte gegen ihre Gefühle, und es blieb ihr vorerst verborgen, was sie für eine Bedeutung hatten.

Der Grund, warum viele Menschen ihre Gefühle nicht kennen, ist, daß sie sie jahrelang nicht ernst nehmen, abwerten oder nicht beachten. Somit werden sie im Laufe der Zeit nicht mehr wahrgenommen. Aussagen wie „Du brauchst nicht traurig zu sein“, „Es ist nicht so schlimm“, „Du hast keinen Grund zu weinen“, verunsichern jemanden, dessen Gefühl ihm etwas anderes mitteilt.

Für viele Kinder ist es gefährlich, die wahren Gefühle zu zeigen. Annette war angewidert von den Annäherungsversuchen ihres Vaters. Hätte sie aber ihre Ablehnung gezeigt, wäre ihre einzige Quelle der Zuneigung und Liebe gefährdet gewesen. Sie zeigte ihre negativen Gefühle nicht aus Angst vor unangenehmen Folgen.

Kleine Kinder erleben oft Haßgefühle, wenn ihre Bedürfnisse unerfüllt bleiben, die sie, wenn ungehindert, heftig mitteilen. Eine bulimische Frau, die als Erwachsene aggressive Gefühle überhaupt nicht mehr kannte, erzählte mir, wie sie als Kind vor Wut getobt und geschrieen hatte. In ihrer Hilflosigkeit sperrten die Eltern sie in die Waschküche, wo sie in ihrer Verzweiflung in eine Wanne mit eiskaltem Wasser hineinhüpfte. Durch die Bestrafung ihrer Wut lernte sie, diese gegen sich selber zu richten, was zu einer Reihe selbstzerstörerischer Handlungen führte. Als Erwachsene hat diese Frau völlig verlernt, ihren Ärger zu spüren: Zuerst wurde es von anderen verboten, dann verbot sie es sich selbst.

Die Erfahrung zeigt, daß einige Gefühle in einem besonderen Zusammenhang zu Suchtverhalten (im Sinne, der Suche nach etwas) stehen. Langeweile, Einsamkeit, Wut und Ärger sowie Traurigkeit begleiten oft unkontrollierbare Eßanfälle. Es lohnt sich, diesen Gefühlen auf den Grund zu gehen.

Welche Gefühle verleiten mich zum Essen?

Wut und Ärger

Für viele Frauen ist der Ausdruck von Wut und Ärger ungewohnt, denn sie widersprechen dem überlieferten Idealbild einer geduldigen, sanften und weichen Frau. Die herkömmlichen Erwartungen an eine Frau unterscheiden sich von denen, die für Männer gelten: Aggressives Verhalten scheint etwas Männliches zu sein, abgesehen von einigen „Emanzen". Wut ist bei Frauen verpönt. Wir Frauen wollen gefallen und deshalb Konflikte nicht austragen, sondern umgehen.

Eine ehemalig eßsüchtige Frau erzählte mir von einer Auseinandersetzung mit ihrem Mann. Anstatt inhaltlich auf die Meinungsunterschiede einzugehen, fragte er: „Warum bist Du nicht lieb und nett und läßt mich den Herrn im Hause sein?" Anscheinend ist es nicht „lieb und nett", Mißstände deutlich anzusprechen und darüber auch mal ordentlich sauer zu sein. Die Erziehung lehrt Frauen, ihre Wut zu unterdrücken, und bulimische Frauen scheinen besonders gute Schülerinnen zu sein. Sie schlucken ihren Ärger hinunter, werden depressiv, verletzlich ...

und eßsüchtig!

Als ich in einer Gruppe eßgestörter Frauen über das Gefühl der Leere sprach, stellte sich heraus, daß die Frauen, die mit diesem Gefühl vertraut waren, Zorn überhaupt nicht kannten. Sie beschrieben einen entsetzlichen Zustand, in dem sie nichts spürten, weder angenehme noch unangenehme Gefühle. Wie eingenebelt lagen sie energie– und lustlos auf der Couch oder im Bett, bis sie durch Essen diesen Zustand etwas mildern konnten. Die Wut, die sie nicht spüren konnten und teilweise nicht einmal in Gedanken zulassen konnten, kehrte zurück wie ein Bumerang und traf sie selbst.

Manchmal ist die Wut näher an der Oberfläche und nur vorübergehend unterdrückt. Dann bekommen die Frauen ab und zu einen heftigen Wutanfall, letztendlich aber bleibt alles beim alten. Ich möchte dies die „verpuffte Wut" nennen, denn sie verpufft, ohne daß sich wirklich etwas ändert. Im Gegenteil, diese Art, Wut zu äußern, trägt dazu bei, daß der alte Zustand erhalten bleibt. Nehmen wir wieder das Beispiel von Annette. Sie war unglücklich mit Udo, schaffte es aber nicht, sich von ihm zu trennen. Ihre Wut entlud sie auf unterschiedliche Weise. Einmal war sie so wütend, daß sie auf Udo losging und ihn schlug. Üblicherweise hat sie aber ihren Ärger mit Essen abreagiert. In beiden Fällen änderte sie aber nichts wirklich in der Beziehung zu Udo, und die Ursache der Wut blieb.

Wie sieht es mit Ihrer Wut aus? Können Sie Ärger und Wut noch spüren? Was macht Sie zornig? Welche Gründe haben Sie, wütend zu sein? Versuchen Sie nicht, sich zu entschuldigen, reden Sie sich Ihren Unmut nicht aus, sondern benennen Sie die Umstände oder die Verhaltensweisen von Menschen, die Ihr Leben beengen und einschränken. Das muß keine böse Absicht von anderen sein, es ist sogar möglich, daß diese es gut meinen und glauben, in Ihrem Interesse zu handeln. Dennoch beeinträchtigen sie vielleicht Ihren Freiraum. Sie haben das Recht, sich darüber zu ärgern!

Unterdrückte Wut ist ein Hauptauslöser von Eßanfällen. Beiseite geschobene Gefühle gehen meistens einem Eß-/Brechanfall voraus. Also nehmen wir die Aufgabe ernst und schauen wir genau hin. Nehmen Sie sich einen Stift und versuchen Sie die folgenden Zeilen auszufüllen:

Ich ärgere mich darüber, daß

1...

2...

3...

4...

5...

Sollten Sie nichts finden, dann versuchen Sie es mit einer kleinen Veränderung wie: Was mich ein bißchen ärgert, ist ...

Petra, eine Klientin von mir, führte folgende Punkte in ihrer „Ärgerliste" an:

Ich ärgere mich darüber, daß

1. *meine Arbeit im Haushalt nicht anerkannt und als selbstverständlich angesehen wird,*
2. *mein Mann mir gegenüber mißtraurisch ist und ständig kontrolliert, was ich esse und ob ich mich erbreche,*
3. *mein Mann mich so wenig lobt und oft kritisiert,*
4. *mein Kind mich weniger braucht, seit es in die Schule geht,*
5. *mein Mann abends immer zu müde ist, um mit mir etwas zu unternehmen.*

Es fiel Petra sehr schwer, diese Liste auszufüllen. Sie suchte eher den Fehler bei sich, und somit schonte sie andere und mußte nichts von denen fordern. Erst langsam lernte sie, sich wichtiger zu nehmen und ihre Bedürfnisse und Rechte wahrzunehmen. Ihre Bulimie hat oft Konflikte zwischen ihr und Familienmitgliedern vernebelt. Ihr Mann neigte dazu, über sie zu bestimmen. Solange sie ein bulimisches Eßverhalten hatte, dachte sie: „Er hat doch recht". Wenn er sie kontrollierte, wurde sie trotzig und aß erst recht viel. Der Ärger verschwand mit dem Essen. Da sie anscheinend „krank" war, fühlten sich beide darin bestätigt, daß die Kontrolle notwendig war. Ihr war es nicht bewußt, wie sehr sie sich über seine Kontrolle ärgerte. Als sie lernte, ihm öfters zu sagen, was ihr nicht paßte, stellte sie fest, daß sie ihm nicht mit Essen trotzen mußte. Es gelingt ihr nicht immer. Sie macht aber immer wieder die Erfahrung, daß sie, wenn sie ihren Ärger direkt ansprechen kann, mit dem Essen kaum Schwierigkeiten hat. Zudem fällt es ihr leichter, ihr Kind selbständiger werden zu lassen und nicht übermäßig stark an sich zu binden.

Auch Sie werden nicht sofort die unterdrückte Wut merken und ohne weiteres zulassen können. Es geht hier um einen Anfang und um ein Hinschauen. Jeder kleine Ärger, den Sie rechtzeitig merken und nicht hinunterschlucken, ist ein Ärger weniger, den Sie nicht auskotzen müssen. Entscheiden Sie sich, ob Sie weiterhin „brav" und gefällig sein oder ob Sie die Dinge beim Namen nennen wollen.

Wie können Sie anfangen? Als erstes können Sie mit sich ehrlich sein und sich zugestehen, was Sie wütend oder ärgerlich macht. Vor allem ist es wichtig zu wissen, daß Sie deshalb nichts ändern „müssen" – Sie können, müssen aber nicht. Verhalten sich die Eltern oder der Partner in einer Weise, die Ihnen nicht gefällt, haben Sie die Wahl, lediglich davon Kenntnis zu nehmen. Zu einem späteren Zeitpunkt können Sie sich immer noch dafür entscheiden, etwas zu verändern.

Haben Sie einige Punkte gefunden, über die Sie sich ärgern? Was machen Sie mit Ihrem Ärger? Regen Sie sich über Nebensächlichkeiten auf oder verleugnen Sie, daß es einen Grund gibt, ärgerlich zu sein? Annette hatte ihre Wut kurzfristig mit viel Kraft ausgedrückt, aber was war das Ergebnis? Reumütig versuchte sie am nächsten Tag, alles wiedergutzumachen. Ihre Wut hat nicht dazu beigetragen, daß sich etwas ändert. Sie war weiterhin unglücklich. Die Wut explosionsartig zu entladen scheint nicht besonders hilfreich zu sein.

Was für Möglichkeiten gibt es sonst, mit Wut und Ärger umzugehen? Fühlen Sie sich manchmal unverstanden und unfair behandelt? Ziehen Sie sich dann innerlich zurück und sind beleidigt? Wahrscheinlich fühlen Sie sich dann noch weniger verstanden und noch mehr alleine. Auf keinen Fall wird irgend etwas auf diese Weise geklärt, und die Situation bleibt, wie sie war, nur etwas festgefahrener als vorher.

Gibt es denn eine Möglichkeit, so mit Ärger und Wut umzugehen, daß Sie wirklich etwas damit erreichen? Die Antwort ist „ja": Ich bin davon überzeugt, wenn Sie ein paar Regeln befolgen, können Sie die Situation mindestens etwas beeinflussen. Schauen wir uns einige Möglichkeiten an.

Wie kann ich mit meiner Wut umgehen?

1. Die Wut akzeptieren und erlauben
   Als erstes ist Ihre Einstellung zu Wut und Ärger von Bedeutung. Erlauben Sie sich, ärgerlich sein zu dürfen? Können Sie diese Gefühle wahrnehmen oder schämen Sie sich dafür? Wut kann hilfreich sein, denn Wut ist Lebenskraft. Wenn Sie die Wut unterdrücken, werden Sie depressiv, da die Wut dann gegen Sie gerichtet ist. Es ist wichtig, daß Sie wissen: Sie haben das Recht, wütend zu sein!

2. Ehe Sie Ihre Wut direkt zeigen, fragen Sie sich: „Schadet es mir?" Wie können Sie die Wut so äußern, daß sie Ihnen nicht schadet, sondern zu Veränderungen führt? Hier einige Möglichkeiten:

- Machen Sie sich Ihre Wünsche, Bedürfnisse und Abneigungen bewußt und teilen diese den anderen mit, ehe Sie vor

Wut überkochen.

- Sind Sie bereits verärgert, dann drücken Sie Ihren Ärger rechtzeitig und in kleinen Dosen aus.
- Um sachlich und ruhig über Ihren Ärger sprechen zu können, ist es hilfreich, wenn Sie vor einem Gespräch Dampf ablassen, indem Sie z.B. Sport treiben oder im Wald Ihren Ärger hinausschreien. Wenn Sie ruhig über das „Ärgernis" sprechen können, haben Sie die größte Chance, etwas zu verändern.

Wenig kann ganz viel sein, wenn es zur rechten Zeit geschieht. Wächst der Ärger an, wird er irgendwann explodieren. Wenn wir aber gleich sagen, was unsere Wünsche und Bedürfnisse sind, dann bauen wir den Ärger ab, und gleichzeitig legen wir einen Grundstein für Veränderungen. Der günstigste Weg ist meistens der Weg der kleinen Schritte, denn bei größeren Umstellungen sind wir oft überfordert. Fangen wir mit kleinen Veränderungen an, können wir unterwegs unsere Vorgehensweise korrigieren und der neuen Situation anpassen.

Besonders wichtig erscheint mir, daß Sie auf Gedanken achten, die es Ihnen schwermachen, Ihren Ärger auszudrücken, und die Sie daran hindern, etwas zu verändern. Das sind Gedanken wie: „Ich muß allen Leuten gefallen", oder „Andere sind wichtiger als ich" oder „Mir steht nichts zu". Wie Sie mit solchen Gedanken umgehen können, damit diese Sie nicht lähmen, etwas zu verändern, darauf werde ich im nächsten Kapitel noch intensiver eingehen.

Schauen wir noch einige Gefühle an, die ebenfalls sehr eng mit Eßanfällen zusammenhängen.

Einsamkeit

Viele eßsüchtige Frauen essen, weil sie alleine sind. Sie berichten, daß sie sich ruhiger und gelassener fühlen, wenn sie viel gegessen haben. Das Essen gibt ihnen ein warmes Gefühl im Bauch, eine Wärme, die an gute Gesellschaft erinnert. Diese Wärme strahlt durch den Körper, beruhigt und tröstet sie. Oft können sie erst nach üppigem Essen einschlafen und ihrem Alleinsein entrinnen. Was passiert hier?

Anstatt einen Menschen zu suchen, wählen sie das Essen als Partnerersatz, und zwar unabhängig davon, ob ein Partner daist oder nicht. Das Essen ist leicht verfügbar, widerspricht nicht und läßt sich gut aufbewahren, bis es gebraucht wird. Wir sind heute auf schnelle Lösungen eingestellt; haben wir Schlafstörungen, nehmen wir eine Tablette, ist das Auto kaputt, soll es die Werkstatt schnell reparieren, und ist der Körper krank, soll ihn der Arzt gesundmachen. Probleme sollen möglichst rasch und ohne Anstrengung gelöst werden.

Leider sind dies allzuoft Scheinlösungen: Das Problem wird nur aufgeschoben und, anstatt kleiner zu werden, kann es erst recht wachsen. So ist es auch mit dem Essen als Lösung für die Einsamkeit; es lenkt uns ab, tröstet uns vielleicht ein bißchen – aber es ist keine Lösung für die Einsamkeit.

Wenn der einsame Mensch morgens aufwacht, ist er immer noch alleine. Hat er einen Partner, von dem er sich gefühlsmäßig entfernt hat, ist er ihm durch das Essen nicht nähergekommen. Das Essen hat vielleicht kurzfristig geholfen, eine unangenehme Situation erträglicher zu machen, aber langfristig trägt es dazu bei, daß sich nichts verändert. Und trotzdem wird immer wieder zum Essen gegriffen.

Vielleicht müssen wir die Sache wirklich zu Ende denken und uns fragen: „Hat das Essen Arme und Beine? Kann es uns wirklich trösten und uns helfen, unsere Einsamkeit zu verkleinern? Fühlen wir uns gut dabei und erfüllt? Wollen wir wirklich so fortfahren?“

Warum setzen wir alles daran, unsere Einsamkeit nicht spüren zu müssen? Warum ist sie so schwer zu ertragen? Ein Grund kann der sein, daß wir uns dann bei negativen Gedanken ertappen, die die Einsamkeit und unsere unangenehmen Gefühle noch verstärken. Möglicherweise denken Sie, wenn Sie einsam sind, dies sei ein Beweis dafür, daß Sie keiner mag. Vielleicht sehen Sie Ihre Einsamkeit als Bestätigung Ihrer Befürchtung, nicht liebenswert zu sein, an.

Kommen Ihnen folgende Gedanken vertraut vor?

- Wenn ich alleine bin, bin ich selbst schuld.
- Einsame Menschen sind uninteressant und deshalb alleine.
- Wenn ich nicht viele Freunde habe, dann stimmt etwas nicht mit mir.
- Niemand mag mich und deshalb fühle ich mich einsam.
- Wenn ich mich einsam fühle, dann ist es am besten, wenn ich mich schnell ablenke.

Nehmen Sie sich einen Moment Zeit und überlegen, womit Sie sich Ihre Einsamkeit erklären, und was es für Sie bedeutet, einsam zu sein. Wenn Sie die untenstehenden Zeilen ausfüllen, könnten Sie mehr Klarheit gewinnen.

Wenn ich mich einsam fühle, dann heißt das, daß ich ...

1. ....

2. ....

3. ....

4. ....

5. ....

Lesen Sie Ihre Gedanken über Ihre Einsamkeit noch einmal kritisch durch. Sind Gedanken dabei, die Ihre Stimmung verschlechtern? Gedanken wie: „Niemand mag mich“ oder „Ich bin nicht liebenswert“ sind gewiß nicht hilfreich. Sie führen höchstens dazu, daß Sie sich in einer Ecke verkriechen und sich noch einsamer fühlen.

Wie können Sie mit der Einsamkeit hilfreich umgehen?

1. Akzeptieren Sie, daß Sie einsam sind.
   Stehen Sie zunächst zu der Tatsache, daß Sie einsam sind. Jeder Mensch fühlt sich zeitweise einsam. Einsamkeit ist kein Makel, sondern etwas ganz Normales. Es ist nicht sehr angenehm, sich einsam zu fühlen. Machen Sie es sich also nicht noch schwerer, indem Sie sich dafür abwerten.

2. Überlegen Sie, was Sie aktiv tun können.
   Je mehr Möglichkeiten Sie parat haben, was Sie tun können, umso weniger werden Sie zum Essen greifen, wenn Sie sich einsam fühlen. Deshalb ist es sinnvoll, daß Sie sich eine Liste erstellen, was Sie tun können, wenn Sie sich einsam fühlen.

Suchen Sie nach ganz persönlichen Lösungen. Auch werden Sie nicht jedes Mal das gleiche tun, wenn Sie sich einsam fühlen. Manchmal könnte es Ihnen guttun, sich z.B. zuhause auf dem Sofa klassische Musik anzuhören, ein anderes Mal möchten Sie vielleicht einen Freund oder eine Freundin anrufen und unter Menschen sein. Sie könnten auch ins Kino gehen, sich mit einem Roman in die Badewanne zurückziehen oder auf dem Fahrrad einmal um den Block fahren. Wenn Ihre Einsamkeitsgefühle sehr stark sind und Sie sich überhaupt nicht zu helfen wissen, dann können Sie auch die Telefonseelsorge anrufen.

Das nächste Mal, wenn ich mich einsam fühle, könnte ich

1..

2..

3. ....

4. ....

5. ....

Fassen wir einige Punkte über die Einsamkeit zusammen:

1. Alle Menschen fühlen sich von Zeit zu Zeit einsam.
2. Wenn ich jetzt einsam bin, heißt das nicht, daß ich immer einsam sein werde.
3. Positiv planen! Wie kann ich konstruktiv mit dem Gefühl der Einsamkeit umgehen?

Traurigkeit

Die Traurigkeit ist eng verwandt mit dem Gefühl der Einsamkeit. Wer einsam ist, ist meist auch traurig. Auch dieses Gefühl kann zu unüberlegtem Essen führen. Das können Sie jedoch verhindern.

Wie Sie mit Traurigkeit hilfreich umgehen können

1. Akzeptieren Sie das Gefühl der Traurigkeit.
   Traurig sein zu dürfen gehört zu unseren Grundrechten! Es ist nicht möglich, dieses Gefühl im Leben zu umgehen. Freunden Sie sich damit an, und akzeptieren Sie Ihre Traurigkeit als einen Teil von Ihnen. So werden Sie am besten damit fertig.

2. Suchen Sie nach den Ursachen für Ihre Traurigkeit.
   Was macht Sie traurig? Oft sind es Kleinigkeiten, auf die wir mit Traurigkeit reagieren. Nehmen Sie sich Zeit und gehen Sie die Geschehnisse des Tages durch. Berücksichtigen Sie auch Ereignisse, die Ihnen zunächst unwesentlich erscheinen. Fällt Ihnen etwas auf, was mit Ihrer Traurigkeit zu tun ha-

ben kann? Möglicherweise ist die Traurigkeit so tief in Ihrer Lebensgeschichte verankert, daß Sie keine aktuellen Auslöser finden. Dann bleibt Ihnen nichts anderes übrig, als sich zunächst damit abzufinden, daß Sie sich gerade so fühlen.

3. Halten Sie den Schmerz aus.
   Eine meiner Klientinnen beschrieb ihren früheren Umgang mit dem Traurigsein wie folgt: „Bekam ich nichts von anderen, dann hatte ich wenigstens das Essen". Sie erkannte die selbstschädigenden Auswirkungen dieser Handlung, und sagte: „Zehn Knödel ändern auch nichts an meiner Situation, und ich schade nur mir selbst".

   Sie können starke negative Gefühle aushalten. Denken Sie daran, daß Sie traurig sein dürfen und dieses Gefühl nicht unbedingt mit Essen überdecken müssen.

4. Sprechen Sie über Ihre Gefühle.
   Eine gute Möglichkeit, mit negativen Gefühlen zurechtzukommen, ist, darüber zu reden. Erstens kann es angenehm sein, sich jemandem mitzuteilen. Zweitens kann es helfen, Ihre Gedanken zu ordnen. Drittens besteht die Möglichkeit, daß Sie eine hilfreiche Rückmeldung bekommen. Auf jeden Fall können Sie ein unangenehmes Gefühl besser ertragen, wenn Sie darüber sprechen.

5. Lenken Sie sich ab.
   Wenn das Gefühl zu stark wird oder der Eßdruck in einen Eßanfall umzukippen droht, ist Ablenkung eine geeignetes Mittel, um damit umzugehen. Tun Sie etwas, was Ihnen Spaß macht und die Traurigkeit lindert. Hören Sie schöne Musik, suchen Sie angenehme Gesellschaft oder lesen Sie ein spannendes Buch. Es gibt viele Möglichkeiten, außer Essen!

Langeweile

Ein weiteres Gefühl, das oft mit Heißhungeranfällen zusammenhängt, ist Langeweile. Langeweile ist ein Zustand, in dem einen nichts so recht interessiert und man mit sich selbst wenig anzufangen weiß. Meistens weiß man nicht so recht, was mit einem los ist. Es ist nicht die Anwesenheit von etwas Unangenehmem, was uns so sehr stört, sondern eher die Abwesenheit von etwas, was uns anzieht. Eine gewisse Gleichgültigkeit und Unzufriedenheit taucht auf und verursacht uns Unbehagen.

Um so einem Zustand schnell ein Ende zu bereiten, suchen Sie vielleicht krampfhaft nach irgend etwas, was Ihnen gefallen könnte. Wenn Ihnen nichts anderes einfällt, schauen Sie vielleicht in den Kühlschrank, ob nichts drin ist, was Sie reizt. Spätestens jetzt ist ein Eßanfall vorprogrammiert. Anstatt die Langeweile und die Leere auszuhalten, werden sie mit Essen gefüllt. Hier ist es aber ähnlich wie mit der Einsamkeit: die echten Bedürfnisse bleiben unerkannt und unerfüllt. Das Gefühl wird überdeckt, ohne daß seine Bedeutung verstanden wird.

Innere Leere und Langeweile geben uns Hinweise darauf, daß uns etwas fehlt. Füllen wir sie durch Essen, haben wir ihren Hinweis nicht verstanden. Fragen Sie sich deshalb, wenn Sie Langeweile verspüren: „Was fehlt mir in meinem Leben?“, „Was würde mir jetzt guttun?“

Fassen wir zusammen:

Bisher haben Sie durch das Essen vermieden, Ihre Gefühle zu spüren. Die Scheu, das anzusehen, was in Ihnen ist, erschwert Ihr Leben und macht Sie unfrei. Die Angst vor Empfindungen, die Sie sich nicht eingestehen, führt zu einem großen Gefühlsstau. Der beste Weg, die Macht dieser Gefühle zu verringern, ist, sie anzuerkennen und sie intensiv zu spüren. Sind Sie bereit, alle Gefühle anzuschauen, werden Sie wahrscheinlich feststellen, daß sie weniger bedrohlich sind, als Sie dachten.

Das folgende Schreiben einer Bulimie–Betroffenen macht

den Zusammenhang zwischen Gefühlen und Eßverhalten deutlich.

„So ein Mist - ich habe mich gerade erbrochen. Schade, daß es mir mißlungen ist, meine Gefühle auszuhalten. Es ist irgendwie eine Traurigkeit da, eine tiefe Traurigkeit, weil ich die Chance, etwas zu verändern bzw. zu bewegen, ungenützt habe vorbeiziehen lassen.

Dabei wäre es wichtig für mich zu spüren, was passiert, wenn ich den Druck nicht wie gewohnt über das Ventil „Erbrechen" ablasse. Zudem ist der Druck mit dieser Methode meist gar nicht vollständig aufgelöst, sondern nur auf ein vorübergehend erträgliches Maß gemindert – ein Vulkan, der leise vor sich hinbrodelt. Erbrechen ist keine Lösung für mich, zumindest langfristig gesehen.

Erbrechen stellt nur momentan den Weg des geringsten Widerstands dar. Erbrechen ist Ausweichen. Erbrechen ist das Aufbauen von Mauern, dahinter steht Leere.

Erbrechen hat bei mir die Funktion einer Grenze, die Gefühle nicht passieren dürfen. Gefühle machen mir Angst. Ich halte Gefühle nur sehr schlecht aus, denn sie machen mich hilflos und verletzbar. Gefühle darf ich nicht haben, nicht zulassen; lieber baue ich um mich herum eine Mauer auf und schütze mich so vor Verletzungen, negativen Erfahrungen und Enttäuschungen. Sicherheitshalber. Tatsächlich jedoch ist die Mauer für diese Empfindungen durchlässig – nur ein Scheinschutz. Sie hält aber auch Gefühle wie Freude, Lebenslust, Zuneigung, Vertrauen, Wärme und Liebe ab. Gut geschützt vor Streicheleinheiten und positiven Erfahrungen, verharre ich hinter meiner Mauer.

Neidisch blicke ich auf die andere Seite und bekomme eine Ahnung, wieviel ich eigentlich vermisse, wieviel mir abgeht und auf was ich alles verzichte. Freiwillig.

Ich spüre Trauer wegen meiner Unfähigkeit, diese Mauer nie-

derzureißen. Die dazu notwendige Hacke hatte ich bereits in meinen Händen – meine Neugierde und mein Hunger, meine Wünsche und Vorstellungen, wie mein Leben in Zukunft aussehen soll. Aber Angst, riesengroße Angst lähmt mich. Angst, selbst vor positiven Veränderungen. Ich bin mutlos und wünsche mir ein ganzes Paket Mut. Ich drehe mich im Kreis und weiß nicht, wo ich beginnen soll."

Diese Frau hat bereits herausgefunden, was für eine Bedeutung das Erbrechen bei ihr hatte. Sie ahnte die Zusammenhänge und konnte oft die Gefühle zulassen und so das Erbrechen verhindern. Nicht immer. Denn, wie sie selbst erkannte, hatte sie große Angst vor Veränderungen. Sie nahm lieber das bekannte Übel in Kauf, als etwas Unbekanntes zu riskieren.

Im nächsten Kapitel wollen wir uns anschauen, welche Rolle Ihre Gedanken und Einstellungen bei der Entstehung Ihrer Gefühle spielen.

Kapitel 5
Die Macht der Gedanken

Welchen Einfluß haben meine Gedanken auf mich?

Unsere Gedanken beeinflussen nicht nur unser Handeln, sondern auch unser seelisches und körperliches Befinden. Wer kennt das nicht – alles läuft schief und man denkt: „Immer bekomme ich ein's aufs Dach; immer bin ich der Dumme." Als Folge davon wird man traurig und energielos.

Anne–Marie, eine kleine blonde Frau, war absolut überzeugt, daß sie in allen Lebensbereichen völlig unfähig war. Lernte sie jemanden kennen, der mit ihr etwas unternehmen wollte, führte sie es auf Mitleid zurück. Hatte sie etwas gemacht, das für sie schwierig war, konnte sie nicht stolz darauf sein, denn sie dachte: „Ich habe es nur geschafft, weil mir jemand gut zugeredet hat." Wenn aber etwas falsch gelaufen war, übernahm sie schnell dafür die Verantwortung und verurteilte sich. Sie hätte gerne mehr Freunde und Bekannte gehabt, traute sich aber nicht, auf andere zuzugehen, da sie davon überzeugt war, daß sich niemand für sie interessierte. Kein Wunder, denn sie saß immer in der Ecke, mit dem Blick zum Boden gerichtet und ihrem Körper abgewendet, was nicht sehr einladend wirkte. Sie hatte so keine Möglichkeit, zu sehen, ob sich nicht doch jemand für sie interessierte, denn sie hätte ihn gar nicht gesehen.

Der Gedanke „Keiner interessiert sich für mich", beeinflußte ihre Körperhaltung, die dann zu sagen schien „Laß' mich in Ruhe", da sie auf andere abweisend wirkte. Sie wurde in Ruhe gelassen, was sie in ihrer Überzeugung bestätigte „Niemand mag mich". Wäre sie davon ausgegangen, daß sie ein attraktiver und liebenswerter Mensch ist, wären die Folgen ganz anders gewesen. Sie hätte sich anders gefühlt und hätte auf andere attraktiver gewirkt. Ihre Bewegungen wären beschwingt und nicht energielos und entmutigt. Halten wir fest: Unsere Gedanken sind mächtig! Sie beeinflussen unsere Gefühle, unsere Körperhaltung und unser Verhalten. Sie können sich das so vorstellen:

Gedanken → Gefühle → Körpersprache / Verhalten → Folgen

Bestimmte Gedanken führen zu bestimmten Gefühlen, die wiederum das Verhalten und die Körpersprache beeinflussen. Im Falle Anne–Maries haben ihre Gedanken zu depressiven Gefühlen geführt, die eine abweisende Körperhaltung und ein Mangel an Aktivitäten zur Folge hatten. Das Ergebnis war eine Abnahme des bereits kleinen Freundeskreises. Diesen Zusammenhang zwischen unserem Denken, Fühlen, Handeln und ihren Auswirkungen auf unsere Umwelt können Sie sich so vorstellen:

Gedanke „Ich bin wertlos" → Gefühle Niedergeschlagenheit Lustlosigkeit

→ Körpersprache
Schultern nach vorne, Blick nach unten, Arme und Beine eng an an den Körper gepreßt → Auswirkungen

→ Verhalten
zuhause bleiben, keinen Kontakt suchen, wenig reden ↓

Auswirkungen
Vorzüge werden übersehen; andere glauben, sie seien unerwünscht, Einsamkeit nimmt zu, Kontakte nehmen ab

Letztendlich tritt das ein, was Anne–Marie am meisten fürchtet, daß andere sie aufgrund ihres Verhaltens und ihrer Körpersprache für uninteressiert halten und sie deshalb auch vielleicht uninteressant finden. Ihr Gedanke „Keiner interessiert sich für mich" wird bestätigt, und je häufiger sie ihn bestätigt sieht, um so mehr glaubt sie, recht zu haben.

Negative Gedanken führen zu negativen Gefühlen und beeinflussen unser Verhalten auf eine negative Art und Weise. Im Sinne einer sich selbsterfüllenden Prophezeiung bestätigen sie sich. Wichtiger als die Wirklichkeit selbst ist unsere Sicht von der Wirklichkeit, denn sie bestimmt unsere Gefühle und unser Handeln. Wenn Sie glauben, unattraktiv, minderwertig oder dumm zu sein, werden Sie sich so verhalten, als ob Sie es tatsächlich wären, unabhängig davon, ob Sie es wirklich sind. Auf diese Weise bestätigen Sie Ihre negative Meinung von sich immer wieder - Ihre positiven Seiten werden so heruntergespielt, daß sie auch für andere kaum sichtbar sind.

Negative Gedanken führen zu Niedergeschlagenheit, einem niedrigen Selbstwertgefühl, Krankheiten und ... Heißhungeranfällen! Sie sind oft schwierig zu ändern, weil sie meist automatisch ablaufen, d.h. ohne von Ihnen bewußt wahrgenommen zu werden. Sie können sich das so vorstellen, wie wenn Sie beim Autofahren vom dritten in den vierten Gang schalten. Diese Bewegung ist so eingeübt und läuft deshalb so automatisch ab, daß Sie mit Ihren Gedanken bei etwas anderem sein können, Sie also nicht bewußt an das Schalten denken müssen. Negative Gedanken sind ebenfalls oft eingeübt und laufen deshalb ganz automatisch ab. Sie tauchen schnell auf, ohne daß sie bewußt wahrgenommen werden. Da negative Gedanken einen solch großen Einfluß auf unsere Gefühle und unser Verhalten haben, müssen Sie lernen, sie zu erkennen.

Wie kann ich meine negativen Gedanken erkennen?

Zunächst ist es hilfreich zu wissen, welche Eigenschaften negative Gedanken haben. Schauen wir diese deshalb genau an.

Merkmale krankmachender und negativer Gedanken:

1. Einengung auf negative Inhalte
   Wir berücksichtigen nur ganz bestimmte Aspekte einer Situation. Dadurch bekommen wir ein falsches Bild der Gegebenheiten. Sie können sich das anhand des folgenden Beispiels vorstellen: Sie sehen einen strahlend blauen Himmel mit einer kleinen Wolke am Rande. Es ist möglich, Ihre Aufmerksamkeit dem blauen Himmel oder der Wolke zu schenken. Schauen Sie nur auf die Wolke und berücksichtigen den blauen Himmel nicht, bekommen Sie den Eindruck, als ob der ganze Himmel bewölkt wäre. Ihr Gesichtsfeld ist eingeengt.

   Es geht nicht darum, alles zu beschönigen und durch eine rosarote Brille zu betrachten, sondern die Ereignisse so zu sehen, wie sie sind. Wir wollen unangenehme Tatsachen nicht vertuschen, aber auch positive Aspekte sehen.

2. Starres Denken
   Wir beschreiben das, was wir erleben, als unveränderbar und gegeben, anstatt es als einen Vorgang, den man beeinflussen kann, zu sehen. Sie können sagen: „Ich bin ein Versager“, oder Sie können den Satz aktiver ausdrücken: „Ich habe versagt, als ich versuchte, weniger zu essen.“ Merken Sie den Unterschied? Im ersten Satz stempeln Sie sich zum Versager ab, d.h. zu einem Menschen, der bei allem, was er tut, versagt. Im zweiten Satz haben Sie lediglich in einer bestimmten Situation versagt. Sie haben in einer bestimmten Situation etwas getan, das Sie zu einem späteren Zeitpunkt oder in einer anderen Situation anders machen könnten.

   Sie haben Einfluß darüber, was Sie tun. Weitere Beispiele für aktives Denken in Vorgängen anstatt starrem Denken in Zuständen möchte ich Ihnen auf der nächsten Seite zur Veranschaulichung anführen.

Starre Aussagen	Aktive Aussagen
Ich bin ängstlich.	Ich reagiere ängstlich, wenn ich Hunden begegne.
Ich bin ein hoffnungsloser Fall.	Ich sehe im Augenblick keine Lösung.
Ich bin ein Typ, der sich nicht kontrollieren kann.	Wenn ich leckere Süßigkeiten sehe, kann ich mich manchmal nicht beherrschen.
Die Welt ist schlecht.	Einige Menschen tun schlechte Dinge.
Ich bin ein mißtrauischer Mensch.	Ich mißtraue einigen Menschen.

Wenn wir in aktiven Aussagen denken, haben wir die Möglichkeit, etwas zu tun, aktiv einzugreifen und die Situation zu verändern, indem wir anders handeln. Beschreiben wir eine Situation aber als starr, übersehen wir unsere Möglichkeiten zur Veränderung, glauben keine Kontrolle zu haben und verlieren die Hoffnung.

3. Schwarz–Weiß–Denken
   Wir teilen alles in Entweder/Oder-Kategorien ein. Entweder bin ich gut, oder ich bin schlecht. Entweder bin ich gesund, oder ich bin krank. Beim Schwarz-Weiß-Denken gebrauchen wir Begriffe wie „alles, nichts, immer, nie, niemand und alle“. Für die Zwischenstufen ist kein Platz, obwohl sie viel mehr mit der wirklichen Welt zu tun haben. Die meisten Menschen sind weder schlecht noch gut, sondern bewegen sich in der Mitte. Wenn wir nur ganz rechts oder ganz links schauen, verpassen wir eine ganze Menge von dem, was das Leben ausmacht. Ein Klavier besteht nicht nur aus einem hohen und einem tiefen Ton, sondern kennt viele Zwischentöne, aus denen sich ein le-

bendiges Musikstück ergeben kann.

4. Ungeprüfte Schlußfolgerungen
Wir bewerten eine bestimmte Situation als negativ, obwohl wir es gar nicht genau wissen. Wenn z.B. jemand auf ein Familienfest geht, einen vergnügten Abend verbringt, sich mit den anderen Familienmitgliedern gut unterhält und einen strengen Blick von Tante Gertrud erntet, kann man dieses Verhalten unterschiedlich bewerten, z.B.:

- Es ist schön, daß ich mich mit fast allen Familienmitgliedern gut verstehe.
- Tante Gertrud war offensichtlich schlecht aufgelegt heute.
- Etwas, was ich gesagt habe, hat Tante Gertrud nicht gepaßt.
- Ich Tölpel, schon wieder habe ich mich derart daneben benommen, daß selbst Tante Gertrud streng schauen mußte.

Diese unterschiedlichen Bewertungen beziehen sich auf ein und dieselbe Situation. Je nach Bewertung wird sich der Betreffende zufrieden, ruhig oder ärgerlich fühlen und sich auch entsprechend verhalten. Wir tun also gut daran, unsere Gedanken sorgfältig zu überprüfen, inwieweit sie mit den Tatsachen übereinstimmen. Können Sie aus einem strengen Blick schließen, daß Sie sich schlecht benommen haben, oder ist das vielmehr Grund, weiter zu fragen, womit der strenge Blick zusammenhängen könnte?

Wir neigen oft dazu, etwas mit unserer Person in Verbindung zu bringen, das mit uns nichts oder nur wenig zu tun hat. Eine Patientin von mir war fest davon überzeugt, daß ich meinen Arbeitsplatz nur deshalb wechsle, weil sie sich so blöd verhält. Sie hat etwas auf ihre Person bezogen, was mit ihr überhaupt nichts zu tun hatte.

Ehe wir darauf eingehen, wie Sie Ihre Gedanken überprüfen können, möchte ich Ihnen einige Beispiele für negative Gedanken anführen. Wir neigen dazu, negative Erfahrungen, die wir auf einem Gebiet machen, auf andere zu übertragen. Diese Grundannahmen haben dann einen besonders starken Einfluß auf unser Leben. Lesen Sie die folgende Liste durch und kreuzen Sie die Gedanken an, die Sie auch kennen.

Negative Gedanken

1. Ich schaffe es nie, von meiner Eßstörung loszukommen.
2. Ich mache alles falsch.
3. Ich bin doof.
4. Niemand mag mich.
5. Ich bin an allem schuld.
6. Es hat alles keinen Sinn.
7. Nie habe ich Erfolg.
8. Alles, was ich anpacke, geht schief.
9. So wie es jetzt ist, wird es immer bleiben.
10. Ich tauge nichts.
11. Ich bringe nichts fertig.
12. Ich kann mich nicht durchsetzen.
13. Ich bin schwach.
14. Andere denken schlecht von mir.
15. Ich kann nichts bewirken.
16. Ich kann mich nicht wehren.
17. Andere haben etwas gegen mich.
18. Ich mache immer einen schlechten Eindruck auf andere.
19. Ich werde nie glücklich, solange ich keinen Partner habe.
20. Es ist besser nachzugeben, als jemanden zu verärgern.
21. Wenn ich wirklich liebenswert wäre, hätte ich viele Freunde.
22. Es ist besser, alles alleine zu schaffen.
23. Wenn ich einen Fehler mache, lachen mich alle aus.
24. Ich bin nur wertvoll, wenn ich etwas leiste.
25. Verglichen mit anderen Leuten, schneide ich immer schlechter ab.
26. Wenn mich jemand nicht begrüßt, dann ist das ein Beweis dafür, wie unbeliebt ich bin.
27. Man kann niemandem auf dieser Welt vertrauen.
28. Ich muß immer für andere dasein.
29. Die anderen sind wichtiger als ich.
30. Wenn jemand meine Hilfe braucht, bin ich verpflichtet, sie

ihm zu geben.

Wie viele dieser negativen Gedanken sind Ihnen vertraut? Schauen Sie sich nochmals Ihre ausgefüllten Eßprotokolle an. Notieren Sie die Gedanken, durch die Sie sich Ihr Leben schwermachen und die zu unangenehmen Gefühlen wie Niedergeschlagenheit oder zu anderen negativen Folgen führen, in der folgenden Liste.

Folgende Gedanken beeinflussen meine Gefühle, meine Lebensfreude und mein Verhalten nachteilig:

1. ....

2. ....

3. ....

4. ....

5. ....

6. ....

Nun kennen Sie bereits zwei Möglichkeiten, wie Sie Ihre negativen Gedanken erkennen können:

1. Schauen Sie Ihre Eßprotokolle anhand der Merkmale negativen Denkens nochmals durch.
2. Vergleichen Sie Ihre Gedanken mit der Liste negativer Gedanken.

Ich möchte Ihnen eine dritte Möglichkeit anbieten, die ebenso einfach wie wirkungsvoll ist. Wenn Sie merken, daß Sie schlecht gelaunt, depressiv oder niedergeschlagen sind, stellen Sie sich die Frage: „Woran habe ich gerade gedacht?“ Höchstwahrscheinlich werden Sie feststellen, daß Ihnen ein negativer Gedanke durch den Kopf geht.

Negative Gedanken kommen automatisch, beeinflussen unser Wohlbefinden und führen nicht selten zu Eßanfällen. Wenn negative Gedanken diese Macht haben, haben dann nicht auch positive Gedanken ebenso einen Einfluß auf unser seelisches Befinden? So ist es. Wir wollen uns deshalb damit beschäftigen, wie wir unsere Gedanken auf ihre Richtigkeit überprüfen und allmählich durch positive und hilfreiche Gedanken ersetzen können.

Wie kann ich meine negativen Gedanken überprüfen?

Jetzt haben Sie einige Anhaltspunkte, wie negative Gedanken aussehen. Während Sie die Eßprotokolle ausfüllen, können Sie üben, solche Gedanken zu erkennen. Wenn Sie einen hinderlichen Gedanken gefunden haben, stellen Sie sich folgende Fragen:

1. Ist dieser Gedanke zu allgemein, d.h. bezieht er sich auf einen einmaligen Vorfall oder verallgemeinert er auf andere Situationen? Wenn ja, kann ich ihn so gestalten, daß er der Wirklichkeit besser entspricht?

2. Sind Wörter wie „immer, niemand, nie, keiner, alle“ enthalten? Wenn ja, wie kann ich diese Wörter ersetzen?

3. Beschreibt der Gedanke ein einmaliges Verhalten oder einen festen Zustand?

4. Stimmt der Gedanke inhaltlich? Was könnte dagegen sprechen? Könnte eine andere Person eine andere Sichtweise haben? Wie würde der Gedanke lauten, wenn ich ihn positiver ausdrücken würde?

5. Habe ich den Gedanken ausreichend überprüft? Ist meine

Schlußfolgerung wirklich die einzig mögliche?

Gedanken spiegeln nicht immer die Wirklichkeit, Sie müssen deshalb unbedingt überprüft werden.

Schauen Sie nochmal die Gedanken an, die Sie angekreuzt bzw. oben eingetragen haben. Unterstreichen Sie die Wörter, die bedingungslos und uneingeschränkt etwas beschreiben wie z.B. alles, nie, immer und nichts. Solche Worte sind Hinweise für negatives Denken und spiegeln selten die Wirklichkeit wieder. Sie sind übertrieben und verzerren unsere Sicht der Dinge. Wir wollen sie genauer anschauen.

Nehmen Sie Ihr Notizbuch und schreiben Sie die negativen und hinderlichen Gedanken nochmals auf, die Sie von sich gut kennen. Lassen Sie rechts genügend Platz für Notizen, die wir jetzt erarbeiten möchten. Fangen Sie mit den Sätzen an, in denen solche verallgemeinernden Begriffe wie „alles“ und „nichts“ vorkommen. Wir werden einige Sätze überprüfen, inwieweit sie stimmen.

Schauen wir den Satz „Ich mache alles falsch“ an. Entspricht dieser Gedanke den Tatsachen? Wirklich alles? Haben Sie nie etwas richtig gemacht sondern zu allen Zeiten Ihres Lebens in allen Bereichen immer alles falsch gemacht? Das ist sicher übertrieben, finden Sie nicht?

Wie können Sie diesen Gedanken so abändern, daß er eher den Tatsachen entspricht? Tragen Sie den veränderten Satz rechts ein. Wie lautet der Satz jetzt? Vielleicht „Manchmal mache ich etwas falsch“ oder „Gestern habe ich vieles falsch gemacht“ oder „In der Arbeit mache ich häufig Fehler“. Merken Sie den Unterschied? Nicht nur, daß solche Gedanken eher den Tatsachen entsprechen, Sie fühlen sich auch anders. Richtig?

Schauen wir uns noch einen Gedanken an: „Ich bin doof“ und hinterfragen ihn in ähnlicher Weise wie oben. Glauben Sie, daß Sie immer doof sind, oder fühlen Sie sich nur in bestimmten Situationen doof, z.B. wenn Ihr Partner sich überheblich benimmt, wenn Sie eine Frage nicht beantworten können oder wenn Sie sich unsicher fühlen? Sind Sie wirklich doof oder fühlen Sie sich in bestimmten Situationen nur unbeholfen oder unwissend? In welchen Gebieten sind Sie nicht doof, bzw. sogar geschickt und klug? Bei welchen Leuten fühlen Sie sich doof und bei welchen weniger?

Hinterfragen Sie die restlichen Gedanken auf Ihrem Blatt auf ähnliche Weise. Jetzt haben wir einen wichtigen Schritt getan, unsere verallgemeinernden Aussagen etwas faßbarer zu machen. Wir sind aber nicht fertig!

Sollten Sie feststellen, daß Sie viele Gedanken haben, die nicht mit den Tatsachen übereinstimmen, empfehle ich Ihnen, eine Tabelle anzulegen, in der Sie die Situation, Ihre Gefühle und Gedanken und deren hilfreiche Alternativen festhalten können. Das sieht so aus:

Situationsbeschreibung	**Gefühle**	**Hinderliche Gedanken**	**Hilfreiche Gedanken**
Situation, in der Sie sich schlecht fühlen	wie Sie sich in der Situation fühlen	bestimmter Gedanke, der mit einem schlechten Gefühl oder Heißhungeranfall zusammenhängt	Gedanke, der den Tatsachen entspricht

Cornelia hat beispielsweise folgendes in ihre Tabelle eingetragen:

Situationsbeschreibung	**Gefühle**	**Hinderliche Gedanken**	**Hilfreiche Gedanken**
Mein Freund hat heute noch nicht angerufen.	*bin gereizt, unsicher*	*Er mag mich nicht mehr.*	*Vermutlich ist er beschäftigt und ruft später oder morgen an. Ich werde ihn anrufen.*
Habe nächste Woche eine Prüfung.	*habe Angst*	*Ich werde bestimmt durchfallen.*	*Ich bereite mich so gut vor wie möglich. Das ist alles, was ich tun kann.*
Meine Freundin wird in der Disco häufiger zum Tanzen aufgefordert als ich.	*bin neidisch und eifersüchtig*	*Ich bin für Männer nicht attraktiv.*	*Es gibt bestimmt Männer, denen ich auch gefalle. Vielleicht finde ich diese nicht in der Disco.*
Ich spreche mit einem Arbeitskollegen, der politisch sehr gut informiert ist.	*bin unsicher*	*Im Vergleich zu ihm bin ich ziemlich dumm.*	*Nur weil ich politisch nicht so Bescheid weiß, bin ich nicht dumm. Meine Stärken liegen auf einem anderen Gebiet.*

Prüfen wir einige der hinderlichen Gedanken aus Cornelias Tabelle anhand der 5 Fragen. Ziel ist es, herauszufinden, ob die Gedanken den Tatsachen entsprechen oder übertrieben sind.

Beispiel 1:
„Mein Freund mag mich nicht mehr."

für den Gedanken spricht	gegen den Gedanken spricht
heute rief er noch nicht an; wir haben in letzter Zeit manchmal gestritten	er ruft fast täglich an; er versucht mich zu verstehen; er nimmt mich immer mit, wenn er eingeladen wird; er will mit mir in Urlaub fahren; er ist zärtlich und liebevoll zu mir.

Beispiel 2:
„Ich werde bestimmt durchfallen."

für den Gedanken spricht:	gegen den Gedanken spricht:
ich habe in einigen Bereichen noch Lücken	bis jetzt habe ich trotz meiner Befürchtungen meist gute Noten geschrieben; ich habe noch Zeit, meine Wissenslücken zu schließen; niemand kann alles wissen.

Achtung Falle! Die Überprüfung Ihrer Annahmen birgt eine Gefahr in sich: Sie neigen vermutlich dazu, negative Gedanken zu bestätigen und positive Gedanken schnell abzulehnen. Während negativen Gedanken viel Wert beigemessen wird, werden Gegenbeweise wenig beachtet.

Es ist deshalb sehr wichtig, daß Sie sich sehr viel Mühe geben, um negative Gedanken zu widerlegen.

Fassen wir zusammen, was wir über Gedanken gelernt haben:

1. Unsere Gedanken hängen eng mit unseren Gefühlen und unserem Verhalten zusammen.
2. Negative Gedanken führen zu unangenehmen Gefühlen und können Heißhungeranfälle auslösen.
3. Wir können Klarheit über unsere negativen Gedanken bekommen,
   a) indem wir uns fragen, worüber wir nachdenken, wenn wir uns schlecht fühlen,
   b) durch das Führen von Eßprotokollen,
   c) indem wir negative Gedanken aus der Liste mit unseren eigenen Gedanken vergleichen.
4. Negative Gedanken können überprüft und gegebenenfalls verbessert werden.

Wenn negative Gedanken die Macht haben, unsere Gefühle nachteilig zu beeinflussen, müssen realistische Gedanken die Macht haben, auf unsere Gefühle günstig einzuwirken. Reden Sie freundlich zu sich selbst. Es kommen im Leben genügend Leute auf einen zu, die einen beurteilen, beschimpfen und kritisieren - warum Sie auch noch? Versuchen Sie, liebevoll mit sich umzugehen; das fängt damit an, daß Ihre Selbstgespräche freundlich ablaufen.

Das klingt einfacher, als es ist, da Sie das wahrscheinlich jahrelang anders gemacht haben. Festgefahrene Gewohnheiten sind schwer zu durchbrechen, aber mit etwas Durchhaltevermögen lassen sie sich ändern. Wichtig ist, daß Sie sich immer wieder daran erinnern, daß bestimmte Gedanken ungünstig sind, der Wahrheit nicht entsprechen und korrigierbar sind.

Gedankenunterbrechung

Da manche Gedanken immer wieder auftauchen, ganz ungewollt und plötzlich, möchte ich eine einfache Methode beschreiben, um diese Gedanken etwas zu verschrecken! Wenn ein negativer Gedanke sich heranschleicht, dann stellen Sie sich vor, Sie schreien ganz laut „nein“ oder „weg“; vielleicht sehen Sie ein Schild mit der entsprechenden Inschrift darauf, hören sich selbst rufen oder vielleicht in die Hände klatschen. Benutzen Sie die Vorstellung, die Ihnen am besten liegt. Wichtig ist nur, daß sie plötzlich eingesetzt wird, um die negativen Gedanken zu unterbrechen. Danach denken Sie an etwas anderes, z.B. etwas Schönes. Vielleicht haben Sie ein innerliches Bild von einem Strandurlaub, von plätscherndem oder ruhendem Wasser oder einer Wiese. Zahlreiche Abwandlungen sind möglich, Hauptsache ist, daß Sie Ihren negativen Gedanken unterbrechen und durch einen positiven ersetzen.

Wiederholen wir kurz, wie wir vermeiden können, daß negative Gedanken uns immer wieder dazu verführen, zu viel zu essen und anschließend das Essen wieder loszuwerden.

1. Hinderliche Gedanken erkennen.
2. Diese Gedanken aufschreiben, hinterfragen und verbessern.
3. Wiederkehrende negative Gedanken mittels einer Gedanken–unterbrechung verjagen und durch hilfreiche Gedanken bzw. entspannende Bilder ersetzen.

Eine Frage: Wie steht es mit Ihrem Eßprotokoll?

Führen Sie täglich ein Protokoll, oder ist es Ihnen lästig geworden? Sollten Sie die Blätter noch fleißig ausfüllen, dann ein dickes Lob! Sie sind auf dem besten Weg, Ihr Eßverhalten zu verändern. Haben Sie die Eßprotokolle vergessen, teilweise ausgefüllt oder zerrissen, verzweifeln Sie nicht. Erfahrungsgemäß braucht es ziemlich viel Selbstüberwindung, um sich immer wieder vor Augen zu führen, was man alles gegessen hat. Es ist aber wirklich ein guter Weg, um Veränderungen herbeizuführen. Nehmen Sie sich also an die Hand und machen Sie damit weiter, denn Sie können etwas gegen Ihre Eßsucht tun.

Kapitel 6
Mein Körper: Freund oder Feind?

Die meisten Frauen sind unzufrieden mit ihrem Körper. Sie halten ihre Hüften für zu breit oder zu schmal, die Beine für zu dick, die Taille für nicht tailliert genug und den Busen für zu klein oder zu groß. Die Unzufriedenheit mit dem Körper ist bei Frauen mit Eßstörungen noch stärker ausgeprägt, als sie es ohnehin schon unter Frauen ist.

Viele Frauen haben sich in der Kindheit anhören müssen, was alles an ihrem Körper nicht schön sei. Andere haben durch frühe Erfahrungen mit Mißbrauch eine negative Haltung zu ihrem Körper entwickelt. Schläge und sexuelle Übergriffe sind nicht selten in der Vorgeschichte eßgestörter Frauen zu finden. Sie haben ihren Körper früh als eine mögliche Quelle des Leidens erfahren. Körperlicher Mißbrauch vermittelt Frauen, die sexuell mißbraucht wurden, das Gefühl, gering geschätzt zu werden, da etwas Wertvolles vorsichtig behandelt, geschätzt und gepflegt wird.

Erfahren junge Frauen oder Mädchen eine rüde Behandlung, setzen sie diese in Beziehung zu ihrem eigenen Wert. Werden sie schlecht behandelt, fühlen sie sich minderwertig und unbedeutend. Wird mit ihrem Körper gewaltsam umgegangen, sei es durch Prügel oder durch unangemessene sexuelle Annäherung, bekommt eine Frau den Eindruck, daß mit ihr etwas nicht stimmt. Sie sieht die Ursache der schlechten Behandlung in ihrer eigenen Fehlerhaftigkeit und nicht in den Schwierigkeiten der Erwachsenen, die sie mißachten. Durch lieblose Handlungen anderer haben diese Frauen gelernt, ihren Körper abzulehnen.

Körper und Selbstwertgefühl

Nicht alle Frauen, die an Eßstörungen leiden, werden so offensichtlich mißbraucht. Die Abwertung läuft oft viel versteckter. Häufig sind es nur Hänseleien, weil der Körper nicht dem allgemeinen Schönheitsideal entspricht. Vielleicht ist er zu dick oder zu dünn, auf jeden Fall ist er nicht, wie er sein soll. Junge Mädchen reagieren sehr empfindlich auf solche Botschaften. In dem Alter, in dem erste Zeichen ihrer Weiblichkeit sichtbar werden, sind sie unsicher, was sie davon halten sollen. Kommt eine negative Rückmeldung von der Umgebung, wird das Selbstbild einer jungen Frau davon geprägt. Ist sie unsicher, kann sie ohne Zuspruch von außen kaum ein gutes Selbstbild entwickeln.

Oft reichen ziemlich harmlose Bemerkungen von wichtigen Personen aus, um einen jungen Menschen zu verunsichern. Bemerkungen von Freunden oder Angehörigen über das Gewicht können sehr negativ aufgefaßt werden. Eine Tante, die ihre Nichte stets mit Sätzen wie „Hast Du aber zugenommen!" begrüßt, kann bereits ein junges Mädchen veranlassen, negativ über seinen Körper zu denken.

Fühlt sich eine Frau in ihrem Körper unwohl, tut sie sich schwer, sich als Frau und Mensch anzunehmen. Sieht sie ihren Körper als nicht wertvoll an, färbt dieses Empfinden auf ihre ganze Person ab. Ist der Körper nicht so wie gewünscht, leidet das Selbstwertgefühl darunter. Aber auch umgekehrt führt eine geringe Einschätzung des Selbst zu einem schlechten Körpergefühl. Selbstwert– und Körpergefühl hängen eng zusammen und beeinflussen sich gegenseitig.

Welche Erfahrungen haben Sie bisher mit Ihrem Körper gemacht? Vielleicht machen wir jetzt eine kleine Pause, um eine Reise in die Vergangenheit anzutreten. Lesen Sie die folgende Übung zunächst ganz durch, ehe Sie damit anfangen.

Übung: Der kindliche Körper

Schließen Sie die Augen und atmen Sie ein paarmal ein und aus. Lassen Sie Ihre Gedanken zu der Zeit zurückwandern, als Sie ein

Kind waren.

Erinnern Sie sich so weit zurück wie nur möglich. Versuchen Sie in Ihren damaligen Körper zu schlüpfen und das Körpergefühl nachzuempfinden, das Sie in der Zeit hatten. Vielleicht fallen Ihnen Bilder oder Szenen von früher ein. Wie war die Körperhaltung? Was passiert, wenn Sie versuchen, diese Haltung jetzt wieder einzunehmen? Welche Körpergefühle nehmen Sie wahr? Fühlen Sie sich geborgen oder ohne Halt, warm oder kalt, ruhig oder zittrig, leicht oder schwer, stolz oder verschämt? Bleiben Sie eine Zeitlang bei diesen Empfindungen und versuchen Sie die Gefühle zuzulassen.

Werden Sie jetzt etwas älter. Bleibt Ihr Körpergefühl gleich oder ist es anders? Was ist gleichgeblieben und was hat sich verändert? Wie ist jetzt die Haltung? Sind damit andere Gefühle verbunden?

Werden Sie noch etwas älter. Wie ist jetzt das Körpergefühl? Ist die Temperatur, die Beweglichkeit oder die Schwere des Körpers anders geworden? Je nachdem, bei welchem Alter Sie mit Ihrer Reise in die Kindheit angefangen haben, können Sie noch ein- oder zweimal diese innere Reise wiederholen, indem Sie sich jedesmal etwas älter vorstellen.

Zum Schluß nehmen Sie wahr, wie Sie sich jetzt in Ihrem Körper fühlen. Wo ist der Schwerpunkt Ihres Körpers? Ist Ihre Haltung aufrecht oder gebeugt? Nehmen Sie sich dafür Zeit, wirklich zu spüren, was da ist. Wenn Sie die Übung beenden wollen, stehen Sie auf und strecken Sie sich.

Möglicherweise haben Sie durch diese Übung etwas Neues über sich gelernt. Sind Bilder aufgetaucht, an die Sie länger nicht mehr gedacht haben? Was haben sie mit Ihrem jetzigen Leben zu tun? Vergleichen Sie Ihre früheren Körpergefühle mit den heutigen. Gibt es einen Zusammenhang? Hat sich im Laufe der Zeit etwas verändert?

Waren Ihre Körpergefühle während diese Phantasiereise in Einklang mit dem, was Sie sonst über Ihren Körper kennen? Stimmt dieses innere Empfinden mit dem, was Sie im Spiegel sehen, überein? Deckt sich das wiederum mit Ihren Gedanken über Ihren Körper? Oft bestehen große Unterschiede zwischen der Art, wie jemand den eigenen Körper sieht, wie er ihn empfindet und wie er darüber denkt.

Wir sind nicht gewöhnt, unseren Körper zu spüren, sondern ihn anzusehen und zu beurteilen. Interessant war es für mich in diesem Zusammenhang die Feldenkraisarbeit kennenzulernen. Moshe Feldenkrais lehrt, daß es keine falschen Körperempfindungen und Körperbewegungen gibt. Empfindungen sind ein Teil unseres Selbst und können aus diesem Grunde nicht verkehrt sein. Wenn wir sie zulassen, erfahren wir mehr über uns selbst. Nichts soll mit Kraft verändert werden. Die Menschen sollen sich spüren, wahrnehmen und ihren Körper kennenlernen. Durch Bewegungs- und Wahrnehmungsübungen verändert sich der Körper ohne bewußte Anstrengung. Alleine dadurch, daß jemand merkt, wie er steht, sitzt oder geht, kann eine Veränderung in die Wege geleitet werden.

Wie gehen Sie mit Ihrem Körper um? Geht es Ihnen wie den meisten Frauen, daß Sie Probleme mit Ihrer „fehlerhaften" Figur und Ihrem Gewicht haben? Wie kommen Sie darauf, daß Ihr Körper vollkommen sein muß? Überlegen Sie einmal, wie eine solche Forderung Ihr Wohlbefinden einschränkt. Ist der Mensch nicht gerade wegen seiner Einzigartigkeit so wertvoll? Sollen wir jetzt alle Größe 38 tragen und uns dem derzeitigen Schönheitsideal anpassen? Um der gängigen Vorstellung von Schönheit zu entsprechen, wird das genußvolle Essen geopfert. Damit der Körper gefällt, wird er in eine vorzeigbare Form gepreßt.

Soll das so bleiben, oder wollen wir Frauen anfangen, selbst zu entscheiden, wie wir aussehen wollen? Vielleicht müssen wir lernen, uns selbst zu mögen, wie wir sind. Nicht jede Frau kann wie ein Filmstar aussehen – ganz abgesehen davon, daß das sehr eintönig wäre. Jede Frau ist einmalig in ihrem Wesen und in ihrem Aussehen. Die Ablehnung des Körpers ist mit einem krankhaften Eßverhalten eng verbunden. Der Wunsch, durch Essen oder Sport eine Figur wie Jane Fonda zu bekommen, ist weit verbreitet, wenn auch kaum erreichbar. Wollen Sie jemandem nacheifern, oder wollen Sie dazu stehen, wie Sie sind?

Stellen Sie sich einmal vor, alle Bäume würden plötzlich wie Tannen aussehen wollen. Wie arm wären unsere Wälder, wenn es ihnen tatsächlich gelingen würde. Die Natur ist vielfältig, und das macht sie so schön und interessant.

Vermutlich haben Sie bis jetzt versucht, Ihre Figur mit mehr oder weniger Erfolg in ein „Korsett“ wie im vorigen Jahrhundert hineinzupressen. Ganz ehrlich, hat es Ihnen gutgetan? Wollen Sie anders mit sich und Ihrem Körper umgehen? Ein anderer Weg wäre, sich mit Ihrem Körper anzufreunden, so wie er ist. Sicher, das braucht Zeit, verspricht aber auf Dauer mehr Freude als eine kurzfristige Gewichtsabnahme. Es gibt viele Möglichkeiten, Ihre bisherige Einstellung gegenüber Ihrem Körper zu erkennen, zu überprüfen und eventuell zu verändern. Fangen wir mit einer kleinen „Körperreise“ an.

Suchen Sie eine Zeit aus, in der Sie sich in Ruhe mit sich selbst beschäftigen können, ohne gestört zu werden. Legen Sie sich am besten auf eine Decke. Lesen Sie die Übung mehrmals durch, ehe Sie mit ihr beginnen, oder sprechen Sie sie auf Tonband. Lassen Sie dann mindestens fünf Minuten Zeit zwischen den Sätzen vergehen, damit Sie ausreichend Zeit haben, um wirklich zu spüren, was in Ihnen vorgeht.

Übung: Die Körperreise

Legen Sie sich bequem hin. Die Arme liegen neben Ihrem Körper, die Beine sind ausgestreckt und leicht gespreizt. Verändern Sie nichts während der Übung, sondern stellen Sie einfach fest, was daist. Fangen Sie mit dem gesamten Körper an. Wie liegt er auf der Unterlage? Spüren Sie, welche Teile den Boden berühren und welche nicht. Sind die linke und rechte Seite gleich, oder gibt es Unterschiede? Wie liegen die Beine, die Arme, der Kopf?

Jetzt gehen Sie mit Ihrer Aufmerksamkeit zu den einzelnen Körperteilen. Zuerst achten Sie auf Ihre rechte und linke Gesäßhälfte – wo berühren sie die Unterlage? Achten Sie nur auf Ihre Empfindungen. Wie ist es mit dem unteren Teil Ihres Rückens? Seien Sie sich auch des Luftraums zwischen Unterlage und Körper bewußt, wo der Körper die Unterlage nicht berührt. Wandern Sie mit Ihrer Aufmerksamkeit die Wirbelsäule hoch. Was stellen Sie dabei fest? Vergessen Sie nicht, daß alles, was Sie spüren, in Ordnung ist. Selbst wenn Sie nichts spüren, ist das eine wichtige Feststellung und somit „richtig".

Lenken Sie jetzt Ihre Aufmerksamkeit auf Ihre Schulterblätter – zuerst auf das eine, dann auf das andere. Merken Sie, wo Sie den Boden berühren. Strengen Sie sich dabei nicht an und lassen Sie Ihrem Atem freien Lauf. Bleiben Sie bei jedem Körperteil ein Weilchen, ehe Sie zum nächsten gehen. Wie fühlen sie sich an? Sind sie gespannt oder locker? Wie ist es mit dem Schlüsselbein? Und der Brustraum – wie fühlt er sich an? Haben Sie genügend Raum zu atmen? Empfinden Sie Enge oder Weite? Beobachten Sie, ohne zu bewerten.

Spüren Sie Ihren Nacken und den Luftraum zwischen ihm und dem Boden. Wo berührt der Kopf den Boden? Wie fühlt sich der Hinterkopf an? Gehen Sie anschließend mit Ihrer Aufmerksamkeit zur Stirn. Welche Empfindungen sind da? Wandern Sie langsam zu den Augenbrauen, Augen, Wangen, zu der Nase und zu den Lippen. Was ist mit dem Mund und den Zähnen? Berühren Sie sich oder ist Raum zwischen ihnen?

Gehen Sie mit Ihrer Aufmerksamkeit zu den Armen. Nehmen Sie sich dafür Zeit, den einzelnen Teilen genau nachzuspüren. Wie fühlt sich der Oberarm, Ellbogen, Unterarm an? Wie ist es mit Ihrer Hand und Ihren Fingern? Welche Teile berühren den Boden und welche Teile sind etwas in der Luft? Nehmen Sie dies zur Kenntnis, ohne etwas daran zu verändern.

Jetzt kommen wir zu den Beinen – zuerst zu dem einen, dann zum anderen. Wandern Sie von ganz oben, wo das Bein mit dem Becken verbunden ist, langsam nach unten. Wie fühlt sich der Oberschenkel, das Knie, die Wade und der Fuß mit seinen Zehen an?

Zum Schluß nehmen Sie wieder den ganzen Körper wahr. Hat sich etwas verändert während der Übung? Wenn nicht, ist das völlig in Ordnung. Spüren Sie aber genau nach, denn oft sind es kleine Veränderungen, die leicht übersehen werden. Liegt der Körper jetzt anders auf der Unterlage als vorher? Wie fühlt sich die Wirbelsäule an? Hat sich etwas in Ihrem gesamten Befinden geändert?

Wenn Sie genau nachgespürt haben, beenden Sie die Übung. Stehen Sie langsam auf und lenken Ihre Aufmerksamkeit wieder nach außen.

Diese Körperreise bezweckt zweierlei: Erstens, daß Sie Ihren Körper anders als bisher wahrnehmen, und zweitens, daß Sie ihn als einen Teil von sich annehmen lernen. Anstatt sich ständig zu beurteilen, versuchen Sie, sich besser kennenzulernen und anzunehmen.

Viele Kurse, die angeboten werden, verfolgen dieses Ziel. Von einem erfahrenen Lehrer geleitet, sind Feldenkrais-Kurse sicherlich sehr hilfreich. Eine andere Möglichkeit ist Bauchtanz, der sich nicht nur für Menschen aus fernen Ländern eignet, sondern für alle, die sich mit ihrem Körper auseinandersetzen wollen. Der Bauchtanz kann Ihnen vor allem dann, wenn Sie bis jetzt der Meinung waren, daß Sie einen dicken Bauch haben, und unter dieser Überzeugung gelitten haben, eine neue Sichtweise vermitteln. Volkshochschulen bieten verschiedene Programme an, die zu neuen Erfahrungen mit dem Körper führen können. Aus Asien kommt das chinesische Schattenboxen T'ai Chi, eine Bewegungsart, die zum körperlichen Wohlbefinden führt, Verspannungen löst und Körperbewußtsein erhöht. Aikido ist eine nicht aggressive Verteidigungsform, die harmonische Körperbewegungen lehrt und eine seelische Ausgeglichenheit anstrebt. Informieren Sie sich, welche Angebote es in Ihrer Umgebung gibt.

Wie sehe ich meinen Körper?

Bis jetzt haben wir uns damit beschäftigt, wie Sie Ihren Körper empfinden. Wahrscheinlich sind Sie es jedoch eher gewöhnt, ihn anzusehen. Was sehen Sie? Vermutlich geht es Ihnen wie den meisten Frauen: Sie sehen nur Ihre Schönheitsfehler. Sie sehen nicht, was an Ihrem Körper gut ist, sondern nur das, was für Sie nicht in Ordnung ist. Vielleicht ist der Bauch zu rund, die Oberschenkel zu voll oder der Po zu dick. Wenn Sie sich so betrachten, gehen Ihnen vermutlich Gedanken durch den Kopf wie: „Wie kann ich das bloß ändern?"

Ihr Körper hat neben den Eigenheiten, die Ihnen momentan nicht gefallen und die Sie ablehnen, auch viele attraktive Seiten. Ich höre Sie schon sagen: „Sie kennen meinen Körper doch gar nicht!" Das stimmt, ich habe aber bis jetzt noch keinen Körper gesehen, an dem nicht eine Menge Schönes zu entdecken war. Sind Sie wirklich so eine Ausnahme?

Vielleicht probieren Sie auch in dieser Hinsicht, sich mit Ihrem Körper anzufreunden. Das hört sich einfach an, kostet aber einige Überwindung. Sind Sie bereit? Dann fangen Sie mit der Spiegelübung an.

Die Spiegelübung

Stellen Sie sich vor Ihren Spiegel. Wenn Sie sich trauen, dann stellen Sie den Spiegel so, daß Sie Ihren ganzen Körper sehen. Wenn Sie Angst davor haben, dann schauen Sie nur einen Teil von sich an – vielleicht nur die Beine, die Arme oder das Gesicht. Schauen Sie genau hin: beim Gesicht z.B. auf die Augen, die Haare, Nase und Mund. Freunden Sie sich langsam mit sich an, und betrachten Sie sich wohlwollend. Keine Frau hat einen „perfekten“ Körper im Sinne eines gerade gängigen Schönheitsideals. Sinn der Übung ist, daß Sie herausfinden, was Sie an sich gut finden – nicht perfekt, sondern gut.

Auch wenn ein Körperteil nicht ideal ist, gehört er zu Ihnen, und allein deshalb ist er in Ordnung. Üben Sie jeden Tag vor dem Spiegel. Wenn Sie anfangs nur Teile Ihres Körpers anschauen können, dann beziehen Sie mit der Zeit immer mehr Körperpartien mit ein. Vielleicht zuerst nur die Füsse, dann die Beine, Oberschenkel, usw. Wenn es Ihnen zu schwer wird, dann hören Sie auf, kommen Sie aber unbedingt später darauf zurück. Nicht vergessen – Sie suchen nach dem, was Ihnen gefällt, und nicht nach Fehlern!

Üben Sie weiter, bis Sie auch Ihre „ schwierigeren“ Teile wie Oberschenkel, Bauch und Po annehmen können. Es ist alles ein Teil von Ihnen, und deshalb sollten Sie alle Körperteile annehmen.

Tragen Sie eine Woche lang täglich Ihre Erfahrungen auf einer Liste ein.

Heute hat mir an meinem Körper folgendes gefallen:

1...

2...

3...

4...

5...

Wenn Sie mehr als fünf Punkte finden – bravo! Sie sollten aber mindestens einen Punkt täglich finden. Sie können auch an mehreren Tagen ein und dasselbe notieren, Hauptsache, Sie finden täglich etwas Gutes an Ihrem Äußeren.

Maria, einer bulimischen Patientin von mir, gefielen folgende Körperteile:
Montag: mein Gesicht: meine Augen, mein Mund, meine Wangen
Dienstag: mein Nacken und meine Schultern
Mittwoch: mein Nacken, meine Schultern und Arme
Donnerstag: mein Nacken und teilweise mein Oberkörper
Freitag: meine Füße
Samstag: meine Füße und Fußgelenke
Sonntag: mein Nacken, meine Füße, Arme, Schultern und Augen

Vielleicht hilft es Ihnen, wenn Sie sich folgende Sätze vor dem Spiegel leise (oder auch laut!) vorsagen:
Meine Beine sind in Ordnung, denn es sind meine Beine.
Meine Hände sind in Ordnung, denn es sind meine Hände.
Mein Bauch ist in Ordnung, denn es ist mein Bauch.
Mein Körper ist in Ordnung, denn das bin ich – und ich bin in Ordnung!

Sie werden sehen: Mit der Zeit ändern sich Ihre Sicht des Körpers und die Gefühle, die Sie mit Ihrem Körper verknüpfen. Je mehr Sie sich auf diese Weise mit Ihrem Körper beschäftigen, desto mehr kann in Bewegung kommen. Das ist zunächst nicht immer angenehm, weil Sie sich auch mit dem auseinandersetzen müssen, was Ihnen nicht gefällt. Je mehr Sie sich jedoch auf diese Weise mit Ihrem Körper beschäftigen, umso mehr werden Sie ihn annehmen. Ihr Körper wird sich dadurch nicht verändern, Sie werden jedoch anders über ihn denken und anders mit ihm umgehen.

Was Sie sehen, kann täglich schwanken, je nachdem, wie Sie sich fühlen. Geht es Ihnen gut, sehen Sie sich vielleicht vorteilhafter, als wenn Sie angespannt sind. Bei demselben Gewicht kann die eigene Wahrnehmung verschieden sein. Nach einer üppigen Mahlzeit schätzen Sie sich möglicherweise dicker ein als an einem Tag, an dem Sie hauptsächlich Salat gegessen haben. Sind Sie gut gelaunt, kommen Sie sich wahrscheinlich schlanker vor als in Zeiten, in denen Sie sich unglücklich fühlen. Der Körper ist gleichgeblieben, aber das, was Sie denken und fühlen, hat Ihre Wahrnehmung beeinflußt.

Es ist hilfreich, sich möglichst oft anzuschauen, um eine positive Einstellung zu Ihrem Körper zu gewinnen. Was machen Sie gewöhnlich, wenn Sie an einer spiegelnden Fensterscheibe vorbeigehen? Schauen Sie hinein, oder vermeiden Sie Ihr eigenes Spiegelbild? Wenn Sie sich ansehen, denken Sie wahrscheinlich sofort daran, wie dick Sie wohl aussehen? Seien Sie nicht so hart mit sich, und betrachten Sie sich wohlwollend und lächeln sich zu.

Wie halten Sie es mit Fotos? Lassen Sie sich gerne fotografieren, oder ist es Ihnen unangenehm, fotografiert zu werden? Fotos und Videoaufnahmen bieten eine gute Möglichkeit, sich selbst mit etwas Abstand zu betrachten. Wenn Sie sich vorstellen, daß die Aufnahme jemand anderen zeigt, können Sie Ihr Bild vielleicht noch unvoreingenommener sehen.

Körperpflege

Frauen, die Probleme haben, ihren Körper anzunehmen, gehen unterschiedlich mit ihrer Pflege um. Manche schnüren sich mit einem engen Gürtel ein, bevorzugen goldfarbene oder sonst auffällige Kleidungsstücke, schminken sich stark und ziehen Schuhe mit halsbrecherischen Absätzen an. Andere laufen in ausgeleierten Jogging-Hosen herum, sind ungeschminkt und unfrisiert. Hinter diesen zwei sehr unterschiedlichen Stilen, sich zu kleiden, können doch ähnliche Probleme verborgen sein.

Die erste Gruppe gibt sich sehr viel Mühe, gestylt auszusehen. Diese Frauen brauchen Schmuck und Schminke, um sich wertvoll und attraktiv zu fühlen. Ohne diese aufwendige Aufmachung fühlen sie sich unattraktiv und bedeutungslos. Ihre natürliche und bescheidene Schönheit soll nicht hervorgehoben, sondern verdeckt werden, weil sie nichts davon ahnen. Sie befürchten, daß ihr Aussehen mangelhaft und ungenügend sei, weswegen es auf jeden Fall verhüllt werden muß. Sie können sich nicht vorstellen, sich ungeschminkt und ohne aufwendige Accessoires in der Öffentlichkeit zu zeigen.

Die zweite Gruppe hat bereits aufgegeben. Ihr Motto ist: „Es lohnt sich nicht." Möglicherweise glauben sie, ihre Vorzüge zu unterstreichen, käme einer Täuschung gleich. Sie vertreten die Auffassung, wenn jemand sie wirklich liebt, dann liebt er sie auch ungekämmt und in unvorteilhafter Kleidung. Sie sind ebensowenig zufrieden mit ihrem Äußeren wie die Frauen aus der ersten Gruppe. Diese Unzufriedenheit äußert sich jedoch anders – anstatt sich besonders zu pflegen, wird nichts unternommen, um die schönen Seiten sichtbar zu machen.

Diese zwei Arten, sich zu geben, wenn man sich unattraktiv findet, haben eines gemeinsam: In beiden Fällen wird eine Art Maskierung als Schutz benutzt. Ob die Aufmachung eine ist, die blendet, oder eine, die den Körper unschön erscheinen läßt, sie dient dazu, etwas zu verstecken.

Der Wunsch, schlanker zu sein, als sie sind, verführt viele Frauen dazu, Kleider zu kaufen, die eigentlich zu klein sind. Die Hoffnung dahinter ist, daß sie zu einem späteren Zeitpunkt passen werden. Inzwischen hängen sie im Schrank. Auch wenn keine neuen Kleider gekauft werden, können zu klein gewordene Kleider zu einem Dorn im Auge werden.

Wie gehen Sie damit um? Haben Sie daran gedacht, diese Kleider in einen Karton zu packen und in den Keller zu tragen? Diesen Rat gebe ich Frauen, die sich für zu dick halten. Letztes Jahr, als ich selbst einige Pfund zunahm, war ich auch nicht gerade begeistert, daß einige Kleidungsstücke nicht mehr paßten. Mir fiel dann meine eigene Empfehlung ein, und ich probierte sie aus. Ich war sehr erleichtert, die zu eng gewordenen Kleider nicht mehr sehen zu müssen!

Sollten Sie dieses Problem kennen, kann es sehr wohltuend sein, sich etwas Neues zu kaufen, das Ihnen paßt und steht. Ein neues Kleidungsstück kann zu einem guten Körpergefühl beitragen.

Was können Sie sich sonst gönnen, um Ihrem Körper etwas Gutes zu tun? Ehe Sie weiterlesen, versuchen Sie einige Punkte zusammenzutragen. Was kennen Sie bereits? Was würden Sie sich wünschen, trauen es sich aber nicht?

Ich könnte besser für meinen Körper sorgen, wenn ich . . .

1. ....

2. ....

3. ....

4. ....

5. ....

Um das zu verwirklichen, müßte ich . . .

1. ....

2. ....

3. ....

4. ....

5. ....

Maria wollte besser für ihren Körper und ihr Selbstwertgefühl sorgen, indem sie

- lernt, ihn besser anzunehmen,
- sich öfters streichelt und eincremt,
- sich schöne Kleidung gönnt,
- sich öfters bewegt,
- nicht immer zu große Kleidungsstücke trägt.

Um das zu erreichen, nahm sie sich vor,

- mehr Zeit für ihren Körper aufzubringen,
- daran zu arbeiten, ihren Körper besser anzunehmen,
- darauf zu achten, was ihr Körper braucht,
- dem Körper nicht mehr die Schuld an ihrer Unzufriedenheit zu geben,
- sich für erzielte Fortschritte im Eßverhalten mit einem Kleidungsstück zu belohnen.

Wahrscheinlich wissen Sie, was Ihnen guttut. Ist der Weg dahin jedoch zu umständlich, dann geben Sie vielleicht auf, ehe Sie angefangen haben. Überlegen Sie, was die Durchführung unbequem für Sie machen könnte und wie Sie diesen Hindernissen begegnen können.

Schwimmen Sie gerne? Trauen Sie sich eventuell nicht ins Schwimmbad aus Unzufriedenheit mit Ihrem Körper? Dann überwinden Sie die Hemmung, sich zu zeigen. Vielleicht kennen Sie jemanden, der damit auch Schwierigkeiten hat. Zusammen haben Sie vielleicht mehr Mut und vor allem mehr Spaß! Schwimmen kann Ihnen auch ein gutes Körpergefühl vermitteln.

Der Saunabesuch ist ein heikler Vorschlag, um seinem Körper etwas Gutes zu tun. Wenn Sie schon mit dem Badeanzug zögern, wie soll es erst werden, wenn Sie sich ganz nackt zeigen? Betroffene machen oft die Erfahrung, daß der Anfang zwar schwer ist, es aber danach zunehmend leichter wird. Ein kleiner Tip dazu: Anstatt ständig darüber zu grübeln, welche Mängel andere an Ihnen entdecken könnten, drehen Sie den Spieß um! Wieviele „unvollkommene“ Körper können Sie entdecken? Welche Körperteile finden Sie bei sich vielleicht schöner als bei anderen? Ich gab einmal einer junger Frau, die nichts an sich schön fand, den Auftrag, alle Füße in der Sauna zu betrachten. Die Füße schienen mir am wenigsten bedrohlich. Ein paar Tage später kam sie strahlend und erzählte mir, daß sie nach genauerem Betrachten festgestellt hatte, daß ihre Füße sehr schön waren.

Nach dem Baden, dem Duschen oder der Sauna ist die Haut meistens trocken und gespannt. Eine gute Creme kann die verlorene Feuchtigkeit ersetzen und die Haut wieder geschmeidig machen. Die Haut einzucremen ist auch Teil einer guten Körperpflege.

Warum erwähne ich eine Tatsache, die für viele Frauen selbstverständlich ist? Meine Erfahrung zeigt, daß sie eben für viele Betroffene alles andere als selbstverständlich ist. Eine äußerst übergewichtige Frau glaubte, es lohne sich nicht, einen dicken Körper liebevoll einzucremen. Erst als eine Ärztin sie auf ihre trockene Haut ansprach, wurde ihr dieses Versäumnis klar. Diese Frau kaufte sich keine neue Kleidung und zog sich phantasielos an. Während ihrer Therapie begann sie, mit Kleidung und Schminke zu experimentieren, und war überrascht, wieviel Spaß es ihr machte, sich zu pflegen.

Renate, eine Frau, die Sie schon aus dem ersten Kapitel kennen, brachte es selten fertig, sich einzucremen. Wenn, dann fuhr sie nur ganz flüchtig über ihren Körper. Ihren Körper lehnte sie so stark ab, daß sie ihn nicht einmal berühren wollte. Sie erlebte ihn als fremd, anstatt als einen Teil von sich selbst. Obwohl sie sich sehr ausgefallen anzog und auf ihr Aussehen großen Wert legte, fiel es ihr schwer, sich mit ihrem Körper anzufreunden. Kleine Veränderungen fanden langsam statt, anfangs kaum merklich. Für Renate waren sie aber von großer Bedeutung. Sie fing mit den Körperteilen an, die ihr nicht so viel Angst machten. Sie nahm sie ganz bewußt wahr und konnte sich daran erfreuen, daß diese Körperteile ihr gehörten. Langsam gelang es ihr, ihren fremd gewordenen Körper anzunehmen. Sie hatte den Eindruck, ihn wieder in Besitz zu nehmen.

Verantwortung für sich selbst zu übernehmen heißt, mit Ihrem Körper verantwortlich umzugehen. Dazu müssen Sie wissen, was Ihr Körper braucht, was ihm guttut und was ihm schadet.

Im nächsten Kapitel können Sie sich über die körperlichen Auswirkungen der Bulimie informieren, und wie Sie manche Schäden vermeiden oder begrenzen können.

Kapitel 7
Folgen des gestörten Eßverhaltens

Berichte über die negativen Folgen ungesunder Lebensgewohnheiten wie z.B. dem Rauchen tragen kaum dazu bei, eine solch schädigende Angewohnheit aufzugeben. Deshalb will ich in diesem Kapitel nicht mit den nachteiligen Folgeerkrankungen einer Bulimie drohen. Ich weiß jedoch aus Erfahrung, daß Betroffene sich sehr dafür interessieren, welche körperlichen Auswirkungen ihre Eßstörungen haben können. Auch beklagen sich Betroffene manchmal, daß sie nicht früher aufgeklärt wurden und nun vor dauerhaften körperlichen Schäden stehen.

Dieses Schicksal soll Ihnen erspart bleiben. Je mehr Sie über die möglichen Folgeerkrankungen bei einer Bulimie wissen, desto besser können Sie abwägen, wie Sie sich verhalten wollen. Wenn Ihnen die Gefährlichkeit von Glatteis bekannt ist, werden Sie es vermutlich meiden oder zumindest sehr vorsichtig darauf treten. In diesem Sinne erfolgt die nachfolgende Vermittlung ärztlicher Erkenntnisse. Einen Anspruch auf Vollständigkeit erhebe ich nicht, da laufende Untersuchungen ständig weitere Zusammenhänge ans Licht bringen, die bisher unbekannt waren. Über manche Begleiterscheinungen wissen wir noch sehr wenig.

Bulimie–Betroffene sind meistens normalgewichtig, jedoch sind nicht wenige unter– oder übergewichtig. Aus diesem Grunde beschreibe ich auch die Beschwerden, die mit einem Zuviel oder einem Zuwenig an Körpergewicht einhergehen.

Folgen bulimischen Eßverhaltens

Das krankhafte Eßverhalten, das zu einer Bulimie gehört, kann in verschiedene Verhaltensweisen unterteilt werden, die Schäden zur Folge haben können. Darunter verstehen wir:

1. selbstherbeigeführtes Erbrechen,
2. übermäßiges Essen in einer ziemlich kurzen Zeit,
3. wiederholte Diäten,
4. Gebrauch von Abführmitteln über längere Zeit oder in höheren Mengen als vorgeschrieben.

Jede dieser Verhaltensweisen kann den Körper schädigen. Zunächst führe ich die möglichen Schäden an, um Ihnen einen Überblick zu ermöglichen. Anschließend werde ich sie genauer beschreiben.

Durch Erbrechen verliert der Mensch Flüssigkeit und lebenswichtige Mineralstoffe. Der Säure–Basen-Haushalt wird durch den Verlust von Magensäure gestört, die auf ihrem Weg durch die Speiseröhre und den Rachen Schäden an der Schleimhaut und an den Zähnen verursachen kann. Die Speicheldrüsen können anschwellen, und das Gesicht bekommt eine Form, die an „Hamsterbacken" erinnert.

Der schnelle Verzehr großer Mengen Nahrungsmittel übt einen außergewöhnlichen Druck auf die Magenwand und die Speiseröhre aus. Wenn dieser Druck stark genug ist, kann die Magenwand oder die Speiseröhre reißen und ein lebensbedrohlicher Zustand entstehen. Diese Vorgänge sind zwar äußerst selten, können aber nicht ausgeschlossen werden. Heißhungeranfälle in Verbindung mit Erbrechen können gelegentlich zu Entzündungen der Bauchspeicheldrüse führen.

Wird nach einem Heißhungeranfall gefastet, kann es zu einem erniedrigten Blutzucker kommen. Ein zu niedriger Blutzuckerwert führt dann zu Kreislaufbeschwerden, die sich durch Schwindelgefühl, Müdigkeit, Herzklopfen, Schwitzen, Sehstörungen oder Ohnmacht bemerkbar machen. Wiederholte Diäten können zu einer Verminderung des Grundumsatzes führen.

Abführmittel können abhängig machen und beim Entzug zur

Verstopfung führen. Die größte Gefahr entsteht durch einen Verlust des Minerals Kalium. Auch der Säure-Basen-Haushalt wird durch Abführmittel beeinflußt. Durch verlorengegangene Basen überwiegen die Säuren, was Übelkeit und Nierenschäden zur Folge haben kann.

Wie Sie sehen, bewirkt eine Bulimie sehr viele körperliche Veränderungen. Um diese Vorgänge verständlicher zu machen, erkläre ich sie im folgenden genauer. Die körperlichen Zusammenhänge sind sehr vielschichtig. Wenn Sie auf Anhieb die Erklärungen nicht nachvollziehen können, dann liegt das daran, daß die körperlichen Vorgänge sehr komplex und für einen Laien nicht immer so leicht verstehbar sind. Wenn Ihnen etwas unklar ist, dann lesen Sie die betreffende Stelle mehrmals oder fragen Sie Ihren Arzt.

Folgen des Erbrechens

Durch Erbrechen kommt es zu einem Verlust wichtiger körperlicher Stoffe wie Säuren, Basen und Salze. Mineralstoffe wie Natrium, Magnesium, Chlorid, Kalzium und vor allem Kalium sind vermehrt im Magensaft zu finden. Wenn diese Mineralstoffe dem Körper fehlen, kann es zu Müdigkeit, Muskelkrämpfen und Muskelschwäche kommen. Diese Beschwerden sind besonders gefährlich, wenn sie den Herzmuskel betreffen. Ein Kaliummangel kann den Herzmuskel so schwächen, daß er sich nicht ausreichend zusammenziehen kann (Muskelschwäche). Der Herzschlag wird unregelmäßig oder verfällt in gefährliche Rhythmusstörungen, was einem Herzstillstand gleichkommt. Daran wird deutlich, warum ein Kaliummangel ernst zu nehmen ist: Er kann lebensbedrohlich sein.

Eine weitere nicht ungefährliche Auswirkung eines Kaliummangels betrifft die Nieren. Ihre Fähigkeit, Harn anzusammeln, wird herabgesetzt. Die Niere kann sich aber erholen, wenn Kalium wieder ausreichend vorhanden ist. Es ist unklar, ab wann ein anhaltender Kaliummangel zu einer nicht umkehrbaren Beeinträchtigung der Nierentätigkeit und zu einem Organschwund führt. Ich kenne eine Frau, die sich infolge einer jahrelangen Bulimie jetzt mehrmals wöchentlich einer Blutreinigung unterziehen muß. Sie war verbittert darüber, daß sie niemand vor diesen dauerhaften Schäden gewarnt hatte. Ihre lebenslange Behinderung war ausschlaggebend für meinen Entschluß, solche Informationen in dieses Buch einzubringen.

Infolge eines Kalium- und Magnesiummangels kann es zu Beschwerden wie Müdigkeit, innerer Unruhe, Lustlosigkeit, Kreislaufschwierigkeiten und Konzentrationsstörungen kommen. Ungewöhnliche Empfindungen in den Gliedern wie Kribbeln oder Einschlafen können auftreten. Ein durch Fasten hervorgerufener niedriger Blutzucker verschlimmert auftretende Kreislaufbeschwerden.

Bei längerem Erbrechen kann es durch Verlust saurer Bestandteile des Magensaftes zu einem Basenüberschuß im Blut kommen. Dieses Ungleichgewicht kann ebenfalls zu Müdigkeit und Schwäche, aber auch zu Kopfschmerzen, Unruhe und Angstgefühlen führen. Durch Reaktionen des vegetativen Nervensystems wird die Haut vermindert durchblutet und die gleichmäßige Körperwärme beeinträchtigt. Das erklärt, warum Betroffene oft frieren. Der Säureverlust führt zu Gegensteuerungen der Nieren, die einen bereits vorhandenen Kaliummangel verstärken können.

Ein alkalischer Zustand (zu viele Basen, zu wenige Säuren) wirkt sich auch ungünstig auf die Harnwege aus. Säure bietet einen gewissen Schutz gegen Entzündungen, die ohne diesen Schutz unter Umständen bis zu den Nieren aufsteigen können. Die Nieren sind durch Erbrechen daher doppelt gefährdet: Durch einen Kaliummangel wird ihre Funktion erheblich beeinträchtigt, und durch den Säuremangel werden sie für Entzündungen anfällig.

Durch die Magensäure können auch unmittelbare Schäden hervorgerufen werden. Säuren haben eine ätzende Wirkung auf die empfindlichen Schleimhäute und greifen die Zähne an. Manche Betroffene haben dadurch bereits in jungen Jahren viele Zähne verloren.

Die äußerliche Erscheinung kann auch durch Schwellungen der Speicheldrüsen beeinflußt werden. Durch Erbrechen entzünden sich die seitlich sitzenden Drüsen und schwellen an. Die Gründe dafür sind nicht eindeutig geklärt. Stoffwechselstörungen sind möglicherweise für Entzündungen der Speicheldrüsen verantwortlich. Eine weitere Erklärung wäre, daß die kleinen röhrenförmigen Gänge der Drüsen durch Magensäure verätzt und dabei entzündet werden. Vermutlich vergrößern sich die Drüsen aufgrund erhöhter Beanspruchung. Die geschwollenen Drüsen können vorübergehend schmerzempfindlich werden, insbesondere an Tagen ohne Erbrechen. Sie benötigen keine besondere Behandlung und schwellen gewöhnlich einige Wochen nach Beenden des Erbrechens wieder ab. Kälteanwendungen können die Schmerzen lindern.

Gelegentlich kann häufiges Erbrechen zu einer Schädigung des Verschlusses am Mageneingang führen. Aufgrund der Überdehnung durch das Würgen schließt er sich unvollständig, die Magensäure gelangt in die Speiseröhre und verursacht Sodbrennen. Die Schleimhäute werden dadurch Verätzungen ausgesetzt. Im ungünstigsten Fall können sie einreißen und bedrohliche Blutungen verursachen (Mallory–Weiss–Syndrom).

Die möglichen Auswirkungen des Erbrechens sind:

- Mineralienverlust: Muskelkrämpfe, Muskelschwäche, Herzrhythmusstörungen, Kreislaufstörungen, mangelnde Konzentration, Müdigkeit, Lustlosigkeit, innere Unruhe, Nierenschäden
- Basenüberschuß: Müdigkeit, Schwäche, Kopfschmerzen, Unruhe, Angstgefühle, Durchblutungsstörungen, Anfälligkeit der Nieren für Entzündungen
- Unmittelbare Schäden des Erbrechens: Zahnschäden, Schwellungen der Speicheldrüsen, Verätzungen des Ra-

chens, Reißen der Magenwand oder Speiseröhre
- Flüssigkeitsverlust: Wassereinlagerungen

Folgen des Abführmittelmißbrauchs

Wie beim Erbrechen gehen lebensnotwendige Mineralstoffe und Flüssigkeit durch die Benutzung von Abführmitteln verloren. Durch die kurze Verweildauer im Darm werden die Mineralstoffe nicht ausreichend von der Darmwand aufgenommen. Ein Kaliummangel mit der oben beschriebenen Auswirkung ist die Folge. Die sich daraus ergebende Muskelschwäche und verminderte Magenabsonderungen führen dann zu Verlangsamung der Verdauung bis zu Verstopfung und Darmstillstand. Die Darmmuskeln werden träge und transportieren den Darminhalt nicht weiter, was zu einer Erhöhung der Abführmittelmengen führt. Dieser Teufelskreis sieht so aus:

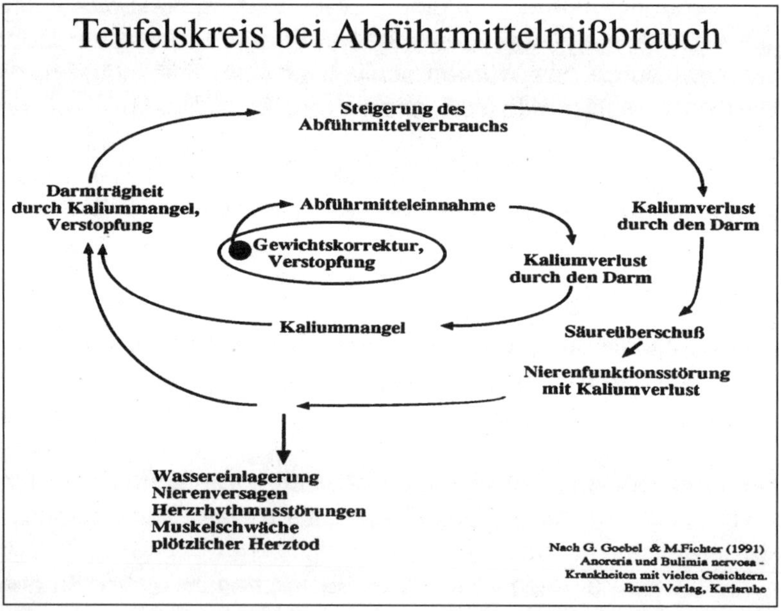

Verminderte Kaliumwerte werden von einer langsameren Magenentleerung begleitet, die zusammen mit einer verminderten Darmtätigkeit ein Völlegefühl verursachen. Dies kann wiederum Anlaß für weiteres Erbrechen oder Abführmittelmißbrauch werden. Eine Abhängigkeit kann entstehen, wenn Magen und Darm sich erweitern und größere Mengen Abführmittel gebraucht werden, um die Darmtätigkeit anzuregen. Durch diesen Mißbrauch sinkt der Kaliumwert weiter, und die Muskeltätigkeit schlafft noch weiter ab. Diese Zusammenhänge werden in der Abbildung dargestellt. Meistens sind diese Beeinträchtigungen nach Absetzen des Abführmittels umkehrbar. Nur in ganz seltenen Fällen wird der Darm durch seinen Inhalt völlig versperrt und ein lebensgefährlicher Darmverschluß verursacht.

Anders als beim Erbrechen verschiebt sich der Säure–Basen-Haushalt beim Gebrauch von Abführmitteln zugunsten eines Säurenüberschusses, der sich wiederum schädigend auf die Nieren auswirkt.

Durch größeren Flüssigkeitsverlust infolge Durchfalls kommt es zu mangelnder Gefäßfüllung. Dieser Verlust an Wasser und Salzen kann zu Schwächeanfällen und Nierenversagen führen. Durch die Minderung des Flüssigkeitsgehaltes wird das Blut zähflüssiger. Die Nieren werden unzureichend durchblutet und können dabei dauerhaft geschädigt werden. Infolge der Nierenschäden kann sich Wasser im Körper einlagern. Entwässernde Medikamente veranlassen die Nieren, vermehrt Wasser auszuscheiden, und gehen mit ähnlichen Schäden einher. Der vermeintliche Gewichtsverlust ist auf einen Wasserverlust zurückzuführen.

Ein Flüssigkeitsverlust, verursacht durch Erbrechen, Durchfall oder entwässernde Arzneimittel, veranlaßt die Nebennierenrinde, den Wirkstoff Aldosteron vermehrt abzusondern. Aldosteron bewirkt, daß sich Wasser im Körper ansammelt. Insbesondere nach Absetzen des Abführmittels oder Einstellen des Erbrechens, kann es vermehrt zu Wassereinlagerungen im Körper kommen. Erschreckt durch die scheinbare Gewichtszunahme werden manche Betroffene, die mühsam ihr Verhalten geändert haben, rückfällig.

Fassen wir die körperlichen Folgen des Abführmittelmißbrauchs zusammen:

- Kaliummangel: Muskelschwäche, Verlangsamung der Magenentleerung und Verdauung, Verstopfung
- Säurenüberschuß: Nierenschäden
- Flüssigkeitsverlust: Schwächeanfälle, Nierenschäden bis hin zu Nierenversagen, Wassereinlagerungen

Welche Folgen hat das Hungern?

Nach einer Diät besteht verständlicherweise der Wunsch, wieder normal weiterzuessen, ohne zuzunehmen. Meist passiert jedoch gerade das Gegenteil. Der Körper stellt sich während der Diät auf eine niedrigere Nahrungsaufnahme ein: Die gleiche Menge Nahrung, die vor der Diät eingenommen wurde, führt dann nach Beendigung der Diät zu einer Gewichtszunahme. Um das verminderte Gewicht zu halten, muß nach der Diät wesentlich weniger als zuvor gegessen werden. Geht man erneut auf Diät, wird weniger abgenommen als beim ersten Mal, und die abgenommenen Pfunde werden leichter wieder zugenommen. Diese Gewichtsschwankungen belasten den Körper und führen letztendlich nicht zu dem gewünschten Erfolg. Wie kommt das?

In der Entwicklungsgeschichte der Menschen haben sich manche biologische Veränderungen als sinnvoll erwiesen, weil sie die Überlebenschancen erhöht haben. In Hungerszeiten ist es notwendig, soviel Energie wie möglich einzusparen. Um dieses Ziel zu erreichen, wird der Energiebedarf des Körpers in ruhendem Zustand, der sogenannte Grundumsatz, erniedrigt und somit die Gefahr des Verhungerns verringert. Bei Tieren kann man diese Anpassung während des Winterschlafs beobachten: Im Sommer wird Fett angesammelt, im Winter muß das Tier davon leben. Je niedriger der Grundumsatz, desto länger kann das Tier ohne Nahrung auskommen und desto sicherer ist das Überleben. Das scheint eine vernünftige Einrichtung der Natur zu sein.

Nur sind dabei die westlichen Vorstellungen von Schönheit

nicht berücksichtigt worden. Der Wunsch, ein bestimmtes Gewicht zu unterschreiten, stößt auf biologischen Widerstand: Der Körper versucht, diesen Gewichtsverlust zu unterbinden. Da er nicht unterscheiden kann, ob die knappe Versorgung durch Hungersnot oder durch den Wunsch, schlank zu sein, verursacht wird, reagiert er mit „Sparmaßnahmen", die den Grundumsatz herabsetzen.

Veränderungen des Grundumsatzes werden von bestimmten Wirkstoffen der Drüsen, den sogenannten Hormonen, gesteuert. Durch Fasten wird der Energiebedarf des Körpers gedrosselt – es wird sozusagen auf „Sparflamme geschaltet". Unterernährung führt zu einer verlangsamten Herzfrequenz, einem niedrigen Blutdruck und einer verminderten Temperatur. Die Durchblutung der Hände und Füße kann so gestört sein, daß sie blau anlaufen. Sexualhormone werden nicht ausreichend ausgeschüttet, was zu einem Ausbleiben der Regel führt. Dies ist auch eine sinnvolle Anpassung an Hungerszeiten. Wenn Nahrung selten ist, würde eine Schwangerschaft die ohnehin knappen Vorräte schmälern. Mit einer Gewichtszunahme kehrt meistens die Regel zurück. Bei andauerndem krankhaften Eßverhalten kann die Menstruation aber auch längerer Zeit trotz normalen Gewichts wegbleiben.

Folgen des Untergewichts

Bei zu wenig Fettgewebe wird die Ausschüttung des weiblichen Hormons Östrogen gestört. Dieser Mangel an Östrogen beeinflußt nicht nur die monatliche Regelblutung, sondern auch den Knochenbau. Die Folge sind Knochenbrüche der Wirbelkörper oder des Schenkelhalses schon bei einfachen Stürzen.

Diese ernsthafte Nebenwirkung der Magersucht kann auch für die späteren Lebensjahre von Bedeutung sein. Die Knochen erreichen ihre höchste Dichte, wenn eine Frau zwischen 25 und 35 Jahre alt ist. Danach wird die Knochenmasse abgebaut und zwar bei Frauen stärker als bei Männern. Wenn in jungen Jahren die

Knochendichte nicht ausreichend gebildet wird, fehlt hinterher die Masse, von der gezehrt werden muß. Es kommt verfrüht zu Knochenschwund (Osteoporose). Da die Magersucht erst in neuerer Zeit intensiv untersucht wird, wissen wir nicht allzuviel über diese Spätschäden. Der Schwerpunkt muß auf eine Vermeidung dieser Schäden gelegt werden, da sie möglicherweise nicht rückgängig gemacht werden können.

Auch der Kalziummangel kann die Gefahr einer Knochenerweichung vergrößern. Dieser Mangel kann durch eine unzureichende Ernährung, aber auch durch Abführmittelmißbrauch erklärt werden. Die Fehlernährung kann zu einem Vitamin-D-Mangel führen, der mit krankhaften Veränderungen der Knochen verbunden ist. Durch den mangelhaften Einbau von Mineralstoffen in das Knochengrundgerüst kommt es zu erhöhter Weichheit der Knochen (Osteomalazie).

Folgen der Unterernährung zusammengefaßt:

- Verminderung der Knochendichte (Osteoporose, Osteomalazie)
- Durchblutungsstörungen, besonders in den Armen und Beinen, durch den Verlust von Körperfett und Flüssigkeit
- Schuppige, trockene Haut
- Vermehrte flaumartige Körperbehaarung (Lanugo) bei oft verdünnter Kopfbehaarung
- langsamer Puls
- niedriger Blutdruck
- träge Darmtätigkeit, Verstopfung
- Erhöhung des Cholesterinspiegels (was ungefährlich ist)
- Zahnschäden
- Nachlassen der körperlichen und geistigen Leistungsfähigkeit
- Bei stark ausgeprägtem Untergewicht kann das Gehirn zu schrumpfen anfangen, wobei sich die Hohlräume im Gehirn erweitern.

Jahrelang andauernde Unterernährung kann eine Gewichtszunahme längerfristig erschweren. Eine verzögerte Magenentleerung geht mit einem Völlegefühl einher, das den Betroffenen veranlaßt, seine Nahrungsaufnahme einzuschränken, auch wenn er bereit ist, mehr zu essen. Bei Untergewicht kann ein stark ausgeprägter und jahrzehntelang andauernder Abführmittelmißbrauch die Fähigkeit des Darmes, Nährstoffe aufzunehmen, dauerhaft beeinträchtigen.

Folgen des Übergewichts

Zunächst taucht die Frage auf, ab welchem Gewicht können wir von Übergewicht reden? Diese Frage wird unterschiedlich beantwortet. Das Anti-Diät-Denken geht davon aus, daß jeder Mensch ein zu ihm passendes Gewicht halten kann, wenn er nach seinem Hunger- und Sättigungsgefühl ißt. Das hört sich einfacher an, als es ist. Betroffene neigen dazu, ihre Probleme durch das Essen abzureagieren. Aus diesem Grund müssen sie erst hart an sich arbeiten, bis es ihnen gelingt, zu essen, wenn sie Hunger verspüren, und dann aufzuhören, wenn der Bauch ihnen entsprechende Signale gibt. Wem es aber gelingt, beim Essen dem Bauch und nicht dem Kopf zuzuhören, der wird an sein richtiges Gewicht herankommen.

Eine übergewichtige Frau, die aufgrund ihrer Eßsucht in der Klinik behandelt wurde, hat ein kleines Experiment durchgeführt. Sie hat zwei Wochen lang nach dem Prinzip „Hunger und Sättigung" gegessen, d.h. sie hat auf Körperzeichen gehört, die ihr mitteilten, wann der Bauch sich ausreichend gesättigt fühlte, und wann der Körper wieder Nahrung brauchte. Sie hat in dieser Zeit abgenommen, obwohl sie nicht gehungert hatte. Die folgenden zwei Wochen hat sie probiert „nach dem Kopf" – wie sie es ausdrückte – zu essen. Sie überlegte, ob der Teller nicht zu voll sei, bzw. ob nicht noch etwas darauf passe, ohne „zuviel" zu sein. Sie wog ihre Nahrung alleine nach Augenmaß ab. Das Ergebnis? Sie nahm zu.

Es ist schwierig, festzulegen, welches Gewicht „normal" ist, da jeder Mensch ein ganz individuelles Gewicht hat, das für ihn richtig ist. Wenn Sie auf Ihren Körper hören, werden Sie das Gewicht finden, das für Sie stimmt. Damit Sie aber nicht ohne jegliche Orientierung sind, können Sie das Broca-Gewicht als Anhaltspunkt nehmen. Broca war ein französischer Arzt, der vorschlug, die Körpergröße in Zentimetern minus hundert als ein Maß für ein gesundes Gewicht zu nehmen. Demnach hätte jemand mit 165 Zentimetern Größe ein Broca-Gewicht von 65 Kilogramm, jemand mit 180 Zentimetern ein Broca-Gewicht von 80 Kilogramm. Experten neigen heute dazu, eine Toleranzgrenze von etwa 15% nach oben und nach unten zu gewähren. Eine Person mit 165 Zentimetern Körpergröße hätte dementsprechend einen Spielraum zwischen 55 und 75 Kilogramm, eine Person mit 180 Zentimetern Körpergröße einen Spielraum von 68 bis 92 Kilogramm.

Übergewicht erhöht die Wahrscheinlichkeit, daß verschiedene Beschwerden auftreten. Die Gefahr eines Herzinfarktes steigt mit zunehmendem Übergewicht. Auch Beschwerden in den Knien, Fußgelenken und im Rücken können verursacht werden. Wenn Übergewichtige extrem fasten, können auch sie manche Auswirkungen des Untergewichts erfahren.

Wie kann ich Schäden abwenden?

Selbstverständlich sollte das vorrangige Ziel in der Behandlung einer Eßstörung deren Beseitigung durch eine Psychotherapie sein. Bis diese Behandlung aber Erfolge zeigt, kann wertvolle Zeit verlorengehen. Währenddessen können körperliche Schäden entstehen, die, zu spät behandelt, nicht mehr heilbar sind. Aus diesem Grunde empfiehlt es sich für Sie, einen Arzt aufzusuchen, zu dem Sie Vertrauen haben.

Bei einer Bulimie steht der Verlust der Mineralstoffe und die damit einhergehende Gefährdung von Herz und Nieren im Vordergrund. In Laboruntersuchungen kann festgestellt werden, wie hoch der Mineraliengehalt im Körper ist, und ob eine zusätzliche Verabreichung von Mineralien notwendig ist. Es kostet die meisten Betroffenen ziemlich viel Überwindung, einem Arzt anzuvertrauen, daß sie ein bulimisches Verhalten haben. Auch wenn ein Arztbesuch für Sie unangenehm ist, kann Ihnen dieser Schritt jedoch möglicherweise viel Leid und unnötige oder sogar gefährliche Untersuchungen ersparen.

Ein starkes Untergewicht und die damit verbundene Gefahr eines Knochenschwundes (Osteoporose) oder einer Knochenweichheit (Osteomalazie) bedarf ärztlichen Rates. Es ist fraglich, ob eine verminderte Knochenmasse wieder aufgefüllt werden kann. Ein bereits aufgetretener Verlust der Knochensubstanz bei älteren Frauen ist beispielsweise, trotz Behandlung, kaum rückgängig zu machen. Daher muß eine medizinische Behandlung vorsorglich in Form eines Hormonersatzes rechtzeitig erfolgen. Vor allem gilt dies für Betroffene, die bereits in sehr jungen Jahren deutlich untergewichtig sind.

Die Hormonbehandlung zur Vorbeugung der Osteoporose kann auf zwei Wegen erfolgen: Für Frauen, die nicht schwanger werden wollen, genügt die Einnahme einer normal dosierten Anti-Baby-Pille (nicht die „Minipille"). Frauen, die keine Schwangerschaftsverhütung brauchen, wird ein Präparat empfohlen, das auch ältere Frauen zur Vorbeugung einer Osteoporose einnehmen. Diese Arzneimittel führen zu einer regelmäßigen Menstruationsblutung, haben aber keine schwangerschaftsverhütende Wirkung. Falls im Verlauf der Zeit Verhütung gewünscht wird, müssen zusätzliche Verhütungsmittel angewandt oder das Präparat durch die „Pille" ersetzt werden.

Wenn eine Frau eine Hormonbehandlung wegen einer nachgewiesenen Osteoporose braucht, die Regelblutung aber nicht in Kauf nehmen möchte, kann sie sich vom Arzt eine entsprechende Hormonkombination verschreiben lassen.

Bei magersüchtigen oder bulimischen Männern kann sich im Laufe der Zeit ebenfalls ein gefährlicher Knochenschwund entwickeln, der auch eine Behandlung mit Sexualhormonen nötig macht. In diesem Fall ist ein Mangel an männlichen Hormonen für die Osteoporose verantwortlich.

In allen Fällen ist die gleichzeitige Einnahme von Calcium und Magnesium in Form von Tabletten sinnvoll. Vitamin D, das bei Knochenerweichung fehlt, ist in diesen Fällen zusätzlich einzunehmen. Vor allem ist es anzuraten, sich einem erfahrenen Arzt anzuvertrauen.

Der sicherste Weg, körperliche Schäden zu vermeiden, ist, ein gesundes Eßverhalten aufzubauen. So selbstverständlich das klingt, so schwierig ist es, diese Erkenntnis in Taten umzusetzen. Vor allem müssen Sie wissen, wie ein gesundes Eßverhalten aussieht. Darüber möchte ich im nächsten Kapitel sprechen.

Kapitel 8
Welches Eßverhalten will ich anstreben?

Als ich anfing, dieses Kapitel zu schreiben, fragte ich mich, was normales Eßverhalten sei. Nach vielen Gesprächen mit Personen ohne Eßstörungen kam ich zu dem Schluß, daß die Frage kaum zu beantworten ist. Es scheint kein Eßverhalten zu geben, das alle Nicht-Betroffenen gemeinsam haben.

Ein „normales“ Eßverhalten nachzuahmen ist anscheinend ein ungeeignetes Ziel, da es keine Übereinstimmung darüber gibt, was normal ist. Ungeachtet dessen kann man nicht davon ausgehen, daß die Eßgewohnheiten Nicht-Betroffener auch für Betroffene geeignet sind. Das kann man sich ungefähr so vorstellen, wie wenn man einen gesunden Mann mit einem Mann mit einem gebrochenen Bein vergleichen würde. Für einen gesunden Menschen ist Sport und Bewegung gesundheitserhaltend; niemand käme auf die Idee, sein Bein einzugipsen. Jedoch ist für denjenigen, der ein gebrochenes Bein hat, genau diese Behandlung notwendig und sinnvoll.

Ähnlich ist es mit Ihnen, wenn Sie an einer Eßstörung leiden. Es geht nicht darum, was andere tun, die dieses Problem nicht haben. Erfahrungsgemäß helfen Ihnen bestimmte Verhaltensvorschriften, die bei Nicht-Betroffenen wahrscheinlich überflüssig wären. Sie sollten sich Eßgewohnheiten aneignen, die mit Ihrem bulimischen Verhalten nicht vereinbar sind. Vielleicht sind solche Eßmuster dann „normal“. Für das angestrebte Ziel ist dies aber letztendlich nicht von Bedeutung.

Das gewünschte Eßverhalten kann anhand von 4 Punkten beschrieben werden:

1. Wann Sie essen
2. Wie Sie essen

3. Was Sie essen
4. Warum Sie essen

Wann Sie essen, ist eng damit verknüpft, was Sie zum Essen bewegt. Zuerst gehe ich auf die körperlichen Signale des Hungers und das regelmäßige Essen ein. Die Art, wie Sie essen, beeinflußt Ihre Fähigkeit, die Mahlzeiten genießen zu können. Was Sie essen, hängt nicht nur von Ihrem Geschmack ab, sondern auch von innerlichen Verboten, durch die Sie Ihre Essensauswahl einschränken. Ihr seelischer Zustand verursacht meistens übermäßiges Essen und verdient besondere Aufmerksamkeit.

Wann will ich essen?

Wenn Sie längere Zeit unregelmäßig gegessen haben und danach durch Erbrechen, Abführmittel oder Fasten Ihr Gewicht reduzieren möchten, dann sind Ihre Körpervorgänge vermutlich durcheinander. Möglicherweise wissen Sie nicht mehr, wann Sie Hunger haben, wann Sie satt sind und ob die Portion auf Ihrem Teller zu klein oder zu groß ist. Aus all diesen Gründen ist es wichtig, sich wieder regelmäßige Eßgewohnheiten anzueignen. Das fängt mit der Zahl der Mahlzeiten an.

Erfahrungsgemäß ist es günstig, drei Hauptmahlzeiten am Tag einzunehmen. Sollten Sie das Körpergefühl für Sättigung und Hunger verloren haben, können Sie so am besten Ihre Wahrnehmung dafür wieder schulen. Wenn Sie mit drei Mahlzeiten nicht auskommen, weil Sie entweder früher Hunger bekommen oder Eßdruck verspüren, können Sie ein oder zwei Zwischenmahlzeiten dazunehmen. Diese sollten nicht so groß sein, daß es Ihnen schwerfällt, abends zu essen, aber auch nicht zu klein, daß Sie sich wegen Hunger körperlich unwohl fühlen. Oft ist ein Apfel oder ein Joghurt ausreichend.

Finden Sie heraus, was für Sie am besten ist. Halten Sie das Gefühl, satt zu sein, schwer aus, kann es günstiger sein, öfters kleinere Mahlzeiten zu sich zu nehmen.

Achten Sie auf Ihre körperlichen Bedürfnisse, und essen Sie nur so viel, wie Sie behalten können. Bedenken Sie aber dabei: Wenn Sie sich zu wenig gönnen, ist die Wahrscheinlichkeit groß, daß Ihr Körper das vermißte Essen in einem Eßanfall nachholt. Mahlzeiten ausfallen zu lassen oder Kalorien für später „aufzuheben" bietet einen fruchtbaren Boden für Eßanfälle. Auch das Frühstück ist eine wichtige Mahlzeit – es darf klein ausfallen, soll aber nicht fehlen!

Wie will ich essen?

Mit Genuß, wäre mein Vorschlag! Gesittet und in Ruhe – nicht in Eile hier ein Häppchen, dort ein Pröbchen. Mit gesittet meine ich, die Speisen auf den Teller zu legen und sich hinzusetzen. Es geht nicht um gute Erziehung, sondern darum, wie Sie am besten einen Heißhungeranfall vermeiden können. Legen Sie das Essen auf einmal auf Ihren Teller, dann behalten Sie den Überblick über die Menge. Es fällt Ihnen leichter zu merken, wann Sie genügend gegessen haben. Umgekehrt ist die Wahrscheinlichkeit größer, daß Sie unüberlegt zuschlagen, wenn Sie im Stehen essen. Es erfordert etwas Umgewöhnung, ist aber ratsam.

Möglicherweise schweifen Ihre Gedanken beim Essen ab, und Sie denken an tausend Dinge, die tagsüber passiert sind. Sie werden dann vermutlich kaum merken, was auf Ihrem Teller liegt, und wie es schmeckt. Ebensowenig werden Sie feststellen können, wann der Hunger aufhört und die Sättigung beginnt.

Sie können die Botschaft des Herzogs von Talleyrand beherzigen, die in seinen bekannten Äußerungen über das Weintrinken enthalten ist: „Einen edlen Wein spült man nicht hinunter wie Bier. Man nimmt das Glas zuerst in die Hand und betrachtet die Weinfarbe. Dann hebt man das Glas näher an die Nase und genießt den Duft." Den Wein darf man nach Talleyrand auch dann noch nicht trinken, sondern: „Dann stellt man das Glas wieder hin und redet über den Wein."

Genießen Sie Ihr Essen, indem Sie alle Sinne miteinbeziehen. Können Sie die Empfehlung Talleyrands beim Essen anwenden? Wenn Sie sich schwer damit tun, dann kann Ihnen folgende kleine Übung helfen. Nehmen Sie sich dafür etwas Zeit, denn Hast und Eile sind unvereinbar mit der Fähigkeit, etwas in der Gegenwart voll zu genießen.

Übung zum aufmerksamen Essen

Wählen Sie zwei Nahrungsmittel aus, die Sie kosten möchten und die Sie in die Hand nehmen können. Vielleicht nehmen Sie eines, das Sie ganz gerne essen, und eines, das Sie eher ablehnen. Teilen Sie beide Nahrungsmittel in zwei gleich große Portionen.

Jetzt nehmen Sie die Hälfte des einen Nahrungsmittels in die Hand. Schließen Sie die Augen und achten nur darauf, wie es sich anfühlt. Lassen Sie es jetzt in die andere Hand hinübergleiten. Wie fühlt es sich in dieser Hand an? Hat sich etwas verändert?

In ähnlicher Weise, wie Talleyrand einen edlen Wein langsam an die Nase heranführt, nehmen Sie das Nahrungsmittel und riechen daran. Wie riecht es? Womit verbinden Sie diesen Geruch? Vielleicht kommen Bilder in Ihnen hoch. Nehmen Sie sich genügend Zeit, den Geruch auf sich wirken zu lassen.

Schauen Sie sich nun das Lebensmittel an. Heben Sie es vor Ihre Augen und betrachten es genau. Legen Sie es wieder hin und lassen Sie die gesammelten Eindrücke auf sich wirken. Jetzt nehmen Sie es wieder in die Hand und führen es zum Mund. Bevor Sie hineinbeißen, machen Sie eine kleine Pause und halten das Essen in der Luft. Beobachten Sie, in welcher Höhe Sie es halten. Ist es auf Augenhöhe, oder wollen Sie es von unten in den Mund schieben?

Jetzt lassen Sie Ihre Zunge langsam über das Stück gleiten. Ist es rauh oder glatt? Nehmen Sie es nun in den Mund, aber kauen Sie es noch nicht! Schieben Sie es von rechts nach links und umgekehrt. Halten Sie es auf der Zunge und auch darunter. Wie fühlt es sich im Mund an? Ist es Ihnen an manchen Stellen angenehmer als an anderen? Kauen Sie ganz langsam und bleiben Sie in Gedanken bei diesem Vorgang und beim Geschmack des Nahrungsmittels. Schlucken Sie mit Ruhe das Essen hinunter, und nehmen Sie soviel wie möglich wahr. Anschließend gönnen Sie sich einige Minuten Zeit, um die Erfahrungen, die Sie mit dem Essen gemacht haben, auf sich wirken zu lassen.

Jetzt nehmen Sie die andere Hälfte dieses Lebensmittels, kauen es so schnell wie möglich und schlucken es auf einmal hinunter. Denken Sie wenig darüber nach, sondern verschlingen Sie den Bissen. Anschließend lassen Sie diese Erfahrung auf sich wirken.

Wie unterscheiden sich die zwei Arten, etwas zu essen? Was haben Sie gerochen, gefühlt, geschmeckt? Wie ging es Ihnen mit den unterschiedlichen Vorgehensweisen? Welche Erfahrungen waren für Sie wichtig?

Wiederholen Sie diese Übung nun mit dem zweiten Nahrungsmittel. Kommen Sie zum selben Ergebnis wie beim ersten Mal, oder haben Sie andere Erfahrungen gemacht?

Sie sollten wissen, daß keine Erfahrung richtig oder falsch ist. Durch alles, was Sie erfahren, lernen Sie ein Stück mehr über sich. Das kann hilfreich sein, um sich weiterzuentwickeln. Versuchen Sie das Gelernte nicht zu verurteilen, sondern möglichst positiv für sich zu nutzen.

Was esse ich? Das Anti-Diät-Denken

Was und vor allem wieviel wollen Sie essen? Jetzt sind wir bei einem ganz heißen Thema, das den meisten Frauen, die eine Bulimie haben, große Schwierigkeiten bereitet. Es wäre schön, wenn

Sie alles essen würden, was Ihnen schmeckt und bekommt, denn das ist der Weg der Heilung. Ganz so einfach ist das jedoch nicht. Viele können nicht unterscheiden zwischen dem, was ihnen wirklich nicht schmeckt, und dem, was sie sich nicht mehr erlauben. Eine junge Frau berichtete, sie sei jahrelang überzeugt gewesen, daß sie weder Schweinefleisch noch Rindfleisch, sondern nur Putenschnitzel gerne esse. Erst nach einem Jahr ohne bulimische Anfälle merkte sie, daß sie Pute eigentlich nicht besonders mag. Wegen der Kalorienarmut hatte sie sich das Gegenteil erfolgreich eingeredet. Vielen geht es ähnlich mit Süßigkeiten und Teigwaren.

Unsere Nahrung besteht aus Stärke und Zucker (Kohlenhydrate), Eiweiß (Protein) und Fett. Kohlenhydrate haben einen schlechten Ruf und gelten als „Dickmacher". Dafür fehlt jede Grundlage! Im Gegenteil, ein gesundes Eßmuster beinhaltet etwa 50% Kohlenhydrate, vor allem Stärke. Steht zu wenig Energie in Form von Kohlenhydraten zur Verfügung, kann Eiweiß seine Haupttätigkeit, den Aufbau von Gewebe, nicht erfüllen. Auch Fett ist notwendig, denn es enthält fettlösliche Vitamine. Zusätzlich trägt es zu einem Sättigungsgefühl bei und läßt manche Speise angenehmer schmecken.

Eine Einteilung in „gute" und „schlechte" Nahrungsmittel ist unvereinbar mit einem gesunden Eßverhalten. Um Ihre Eßstörung zu überwinden, ist es notwendig, daß Sie Ihre selbstauferlegten Regeln - welche Speisen erlaubt sind und welche nicht - überprüfen.

Welche Lebensmittel verbieten Sie sich? Wahrscheinlich sind das die Nahrungsmittel, die Sie mit Vorliebe während eines Eßanfalls verzehren. Oft werden diese Lebensmittel vermieden, ohne daß die Entscheidung ganz bewußt getroffen wird. Als kleine Hilfe, um Ihre „Schwarze Lebensmittelliste" zu erkennen, möchte ich Lebensmittel benennen, die üblicherweise vermieden werden. Streichen Sie die Nahrungsmittel an, die Sie lieber nicht zu sich nehmen, und ergänzen Sie die Liste mit Ihren eigenen verbotenen Speisen.

Verbotene Nahrungsmittel

Butter	Schokolade	Marmelade
Fettgebackenes	Weißbrot	Schweinebraten
Nudeln	Wurst	Kakao
Kuchen	Knödel	Mayonnaise
Pudding	Brathähnchen	Pizza
Nüsse	Bonbons	Mehl–Saucen
Kartoffeln	Kekse	Pommes frites
Paniertes Fleisch	Eiscreme	Spaghetti
Kartoffelchips	Nutella	Müsliriegel
Sahnejoghurt	Sahnequark	Sahne

Versuchen Sie, diese „verbotenen" Lebensmittel langsam wieder in Ihre Mahlzeiten einzubauen. Vielleicht probieren Sie jede Woche, oder jede zweite, ein nicht erlaubtes Lebensmittel wieder – zuerst in ganz kleinen Mengen, dann allmählich mehr. Nur Mut! Achten Sie aber darauf, nur so viel zu nehmen, wie Sie sich wirklich erlauben können. Somit können Sie die Erfahrung machen, ein „verbotenes" Nahrungsmittel zu essen, ohne es maßlos zu verschlingen. Womit wollen Sie beginnen?

Diese Woche will ich folgendes „verbotene" Lebensmittel wieder ausprobieren:

....

Wenn es mir gelingt, dieses Nahrungsmittel ohne allzu große Gewissensbisse zu essen, nehme ich mir folgendes Nahrungsmittel als nächstes vor:

....

Rechnen Sie damit, daß Sie sich anfangs nicht sehr wohl fühlen und ein schlechtes Gewissen haben werden, die „verbotenen" Nahrungsmittel zu essen. Sie haben sich vielleicht jahrelang dafür bestraft, sie zu essen, und brauchen nun einige Zeit, bis Sie sich dabei wieder wohl fühlen können.

Konnten Sie die Zeilen ausfüllen oder zögern Sie noch? Vielleicht sehen Sie gar nicht ein, warum Sie diese verbotenen Nahrungsmittel wieder essen sollen, oder vielleicht fallen Sie immer wieder in Ihr altes Muster zurück. Schauen wir die andere Möglichkeit – die des Diäthaltens – etwas genauer an.

Wie viele Diäten haben Sie bis heute ausprobiert? Wie viele Pfunde haben Sie insgesamt damit abgenommen? Wie viele haben Sie anschließend wieder zugenommen? Haben Sie langfristig etwas damit erreichen können? Seien Sie ganz ehrlich: Hat eine Diät wirklich etwas verändert, außer Sie grantig, nervös und gereizt zu machen?

Ich kenne eine Frau, die in ihrem Leben durch verschiedene Diäten über 100 Kilogramm abgenommen – und anschließend alles wieder zugenommen hatte, plus einige Kilos mehr. Bis sie die Wahrheit erkannte: Diäten machen dick!

Es scheint etwas widersinnig, aber die Erfahrung zeigt, daß Diäten auf Dauer kein geeignetes Mittel sind, um abzunehmen. Wie kommt das? Enthält man dem Körper Kohlenhydrate vor, fehlt ihm ein wichtiger Baustein, der für die Gehirntätigkeit gebraucht wird. In der Entwicklungsgeschichte der Menschheit haben sich bestimmte Mechanismen entwickelt, um unser Überleben zu sichern. Nehmen wir z.B. zu wenig Kohlenhydrate zu uns, erfolgt ein Heißhunger auf kohlenhydratreiche Nahrungsmittel. Versuchen wir darauf zu verzichten, passiert genau das Gegenteil – unser Verlangen danach wird verstärkt.

Wenn Sie sich bestimmte Nahrungsmittel verbieten, ist damit Ihr Appetit nach ihnen noch lange nicht gelöscht. Diese Nahrungsmittel locken vielmehr umso stärker. Die beste Voraussetzung für einen Heißhungeranfall ist, sich möglichst viel zu verbieten. Betroffene, die hungern, denken den ganzen Tag an das Essen. Wenn sie sich endlich etwas von den erträumten Speisen erlauben, finden sie das Mittelmaß nicht mehr. Ein Eßanfall wird nicht dadurch verursacht, daß verbotene Nahrungsmittel gegessen werden, sondern daß sie zu lange vermieden wurden. Wollen Sie das Essen wieder unter Kontrolle bringen, tun Sie gut daran, sich möglichst wenig zu verbieten. Das bezieht sich auch auf die Essensmengen. Wenn Sie Ihr Bedürfnis nach ausreichender Nahrung zügeln, kann sich das rächen. Nehmen Sie Ihre Bedürfnisse ernst, und streben Sie ein körpergerechtes Eßverhalten an. Am besten verbannen Sie strenge Regeln und Vorschriften aus Ihrer Küche.

Warum esse ich?

Es gibt verschiedene Gründe, warum der Mensch ißt. Zum einen ist es lebensnotwendig, zum anderen bekommt man ein unangenehmes Körperempfinden (Hunger), wenn man nicht ißt. Die Natur hat es so eingerichtet, daß Hunger die Nahrungsaufnahme sichert. In unserem Kulturkreis hat das Essen eine weitere Bedeutung bekommen – neben der Sättigung haben unsere Lebensmittel vielfältige Aufgaben übernommen: Sie sollen uns trösten, wenn wir uns schlecht fühlen, ablenken, wenn wir unsere Lebenssituation nicht ertragen wollen, und uns einen Genuß bereiten.

Wo das alles hinführt, wissen Sie. Wie können Sie diesen Prozeß rückgängig machen und dem Essen wieder seinen ursprünglichen Sinn der Lebenserhaltung zurückgeben? Für den Anfang empfiehlt es sich, streng vorzugehen: Nehmen Sie das Essen nur dann zu sich,

1) wenn Sie Hunger haben oder
2) wenn Sie keinen Hunger verspüren, sich aber an feste Mahlzeiten halten wollen. Somit gewöhnen Sie sich wieder an normale Portionen.

Treffen diese Punkte nicht zu, machen Sie zunächst Halt!

Auch in anderen Situationen können Sie das Bedürfnis verspüren, essen zu wollen. In diesem Fall ist es wichtig, zwischen Hunger und Appetit zu unterscheiden. Hunger ist ein körperliches Bedürfnis nach Nahrung. Es ist biologisch begründet und ist für unser Überleben unabdingbar. Es wird von inneren Vorgängen beeinflußt, die eine Aufnahme von Nahrung sichern sollen.

Appetit wird von unserer Umgebung und unserem seelischen Zustand beeinflußt. Er wird von außen angeregt. Vermutlich denken Sie erst daran, wenn Sie das Essen sehen. Sie sehen im Lokal am Nachbartisch vielleicht eine leckere Speise und bekommen, trotz mangelnden Hungers, Lust darauf. Oder Sie gehen an einer Eisdiele vorbei und werden zum Eisessen animiert. Vielleicht ärgern Sie sich über etwas und wollen sich etwas „Gutes" tun. Im Extremfall wird Appetit zum Eßdruck. Nicht der körperliche, sondern der seelische Hunger wird mit Essen gestillt.

Essen wird oft als Belohnung oder als Trost eingesetzt: Trost für zu viel oder unangenehme Arbeit, für schlechte Laune oder für eine Kränkung, Belohnung für eine vollbrachte Leistung, einen durchgestandenen Tag oder ähnliches mehr. Essen wird aber auch als Ersatz für andere Bedürfnisse benutzt, die oft unerkannt bleiben.

Wenn Sie merken, daß Sie, ohne Hunger zu haben, essen möchten, daß Sie zum Kühlschrank wie in Trance wandern und daß Sie sich vollstopfen wollen, halten Sie inne! Legen Sie eine Pause ein.

Vielleicht kleben Sie ein Stoppschild auf die Kühlschranktür, damit Sie sich Zeit dafür nehmen müssen, sich zu fragen, was eigentlich los ist. Überlegen Sie, was Sie jetzt wirklich tun wollen.

Der nachfolgende Entscheidungsbaum kann Ihnen helfen, herauszubekommen, was Sie eigentlich suchen. Machen Sie sich eine Kopie von diesem Entscheidungsbaum, die Sie immer bei sich tragen können.

Entscheidungsbaum

Habe ich wirklich körperlichen Hunger?
(Wie und wo spüre ich den Hunger?)

Wenn ja, worauf habe ich Hunger?	**Wenn nein, was brauche ich jetzt?**
Süßes Salziges Saures Cremiges Knuspriges Herzhaftes Warme Mahlzeit	Schlaf Ruhe Getränk Bewegung Zuwendung Gesellschaft Gespräch Gefühle zulassen
Gönne ich mir das?	**Wie kann ich dieses Bedürfnis befriedigen?**
Wenn ja, wo kann ich es bekommen?	**Wenn ich das Bedürfnis nicht befriedigen kann, kann ich es ausdrücken?**
Wenn nein, was hindert mich daran?	**Wenn nein, kann ich sonst etwas tun, um dem Eßdruck nicht nachzugeben?**

Als weitere Hilfe können Sie das auf der nächsten Seite befindliche Beobachtungsblatt einsetzen. Es enthält mehrere Hinweise, die Ihnen zu einem gesunden Eßverhalten verhelfen können. Um Ihren derzeitigen Stand und Ihre Entwicklung festzuhalten, füllen Sie es täglich und über mehrere Wochen aus. Vergessen Sie nicht, sich für Fortschritte zu loben!

Was mache ich, wenn ich Eßdruck verspüre?

Aus dem Entscheidungsbaum ergeben sich wichtige Überlegungen. Ist der Hunger nicht körperlich bedingt, kann er mit Essen auch nicht befriedigt werden. Ein anderes Bedürfnis kann erst dann befriedigt werden, wenn es erkannt wird. Das ist oft nicht so einfach, wie es erscheint.

Was kann Ihnen helfen, herauszufinden, was Sie quält? Es ist schwer, sich zu bremsen, wenn Ihre Geanken nur darum kreisen, sich vollzustopfen. Kann irgend etwas Sie davon abhalten? Viele Betroffene finden es sehr nützlich, alles aufzuschreiben, was sie bewegt. Die schriftliche Aufzeichnung Ihrer Gedanken und Gefühle kann Erkenntnisse fördern, die Ihnen sonst entgehen. Gleichzeitig kann sie dazu beitragen, einen Eßanfall abzuwenden, da Sie zunächst anderweitig beschäftigt sind. Sie können sich zwar immer noch zu einem Freßanfall entschließen, aber die Gier ist kurzfristig unterbrochen, und Sie gewinnen durch die Denkpause die Möglichkeit, sich anders zu entscheiden.

Eine Schreibübung

Diese Übung können Sie dann einsetzen, wenn Sie Ihre Gefühle nicht benennen können oder aushalten können, wenn Sie Gefühle spüren, die Sie nicht verstehen, und vor allem, wenn Sie merken, daß Sie dazu neigen, übermäßig zu essen.

Greifen Sie zu Stift und Papier und schreiben Sie alle Ihre Ge-

Selbstbeobachtungsblatt

Wie gut ist mir heute gelungen, ...?

++ Ist mir gut gelungen

\+ Ist mir teilweise gelungen

\- Ist mir noch nicht gelungen

	Mo	Di	Mi	Do	Fr	Sa	So
1. vor dem Essen auf mein Hungergefühl zu achten							
2. während des Essens auf mein Sättigungsgefühl zu achten							
3. dreimal am Tag regelmäßig zu essen und nach Bedarf 1 - 2 Zwischenmahlzeiten einzunehmen							
4. nur im Sitzen zu essen							
5. keine Nahrungsmittel zu horten, die erfahrungsgemäß Heißhungeranfälle auslösen können							
6. nur dann zu essen, wenn ich Hunger habe, oder zu einem vorher festgelegten Zeitpunkt							
7. nicht zu hungern							
8. eine angemessene Portion beim Essen zu nehmen und max. einmal Nachschlag zu holen							
9. langsam und genüßlich zu essen							
10. beim Drang, sich vollzustopfen, eine Bedenkzeit von mindestens 5 Minuten vorzuschalten							
11. mir ein „verbotenes" Lebensmittel zu erlauben							
12. nach den Mahlzeiten Essensreste wegzuräumen							
13. einen Rest auf dem Teller zurückzulassen, wenn ich bereits satt bin							
14. mich zu fragen, welche Gefühle dahinter stecken, wenn ich ohne Hunger essen will							
15. mich abzulenken, um einen Heißhungeranfall zu vermeiden							

danken auf, die Ihnen im Kopf kreisen. Legen Sie keinen besonderen Wert auf Ihren Schreibstil oder Ihre Wortwahl; es geht hier nicht um einen Aufsatz, der wie in der Schule benotet wird, sondern darum, daß Sie von innen heraus schreiben. Das, was herauswill, soll auf dem Papier ausgedrückt werden. Versuchen Sie nicht, die Richtung der Sätze zu beeinflussen, sondern lassen Sie Ihren Gedanken und Gefühlen freien Lauf.

Diese Übung klingt einfach, es ist aber oft schwierig, den Anfang zu finden. Vielleicht ist es für Sie ungewohnt, Ihre Gedanken zu Papier zu bringen. Am besten überlegen Sie nicht lange, sondern legen gleich los. Wegwerfen können Sie es immer noch. Vielleicht fallen Ihnen aber beim Schreiben wichtige Zusammenhänge auf, die Sie bis jetzt nicht beachtet haben. Möglicherweise fangen Sie an, sich und Ihre Situation besser zu verstehen. Sie können das, was Sie geschrieben haben, laut vorlesen oder mit jemand anderem darüber reden.

Schreiben kann auch helfen, viele Ungerechtigkeiten und Verletzungen zu heilen. Möglicherweise ist der Vorgang des Schreibens schmerzhaft, er kann Ihnen aber Klarheit verschaffen.

Damit ist die Sache jedoch noch nicht erledigt. Das bloße Wissen um die Bedürfnisse läßt den Eßdruck nicht immer verschwinden. Es gibt Ihnen aber die Möglichkeit, von neuem zu entscheiden, ob Sie wirklich essen wollen. Eine Frau aus einer meiner Gruppen sagte mir: „Du hast mir in gewisser Art die Unbefangenheit gegenüber meinen Eßanfällen genommen. Ich habe gestern abend zwar einen riesigen Teller Spaghetti gegessen, aber im Gegensatz zu früher wußte ich dieses Mal genau, warum.“ Das Wissen „warum“ hat den Heißhungeranfall nicht verhindern können, aber es war eine Vorstufe. Beim nächsten Mal würde sie die Situation, die dem Eßanfall vorausging, vielleicht anders meistern können.

Es bleibt die Frage offen, ob Sie Ihre Enttäuschungen, unerfüllten Bedürfnisse und dergleichen immer mit Eßanfällen ausgleichen müssen. Welche anderen Möglichkeiten haben Sie?

Was können Sie tun, wenn Sie Eßdruck verspüren? Überlegen Sie mehrere Alternativen, falls das eine oder andere nicht klappt. Legen Sie Ihre Einfälle schriftlich genau nieder.

Wenn ich Eßdruck verspüre, ohne Hunger zu haben, könnte ich

1. ....

2. ....

3. ....

4. ....

5. ....

Sollte Ihnen momentan nicht viel einfallen, können Sie sich von den folgenden Vorschlägen anregen lassen:
spazierengehen, lesen, Musik hören, Kreuzworträtsel lösen, singen, fernsehen, Radio hören, ein Bild malen, einen Brief schreiben, handarbeiten, schwimmen gehen, im Garten arbeiten, Sport treiben, aufräumen, telefonieren, radfahren, jemanden besuchen, ausruhen, duschen oder baden, schlafen.

In der Gruppe, die diese Vorschläge gesammelt hat, herrschte keine Einigkeit über folgende Vorschläge: Kaugummi kauen, Karotten oder Gurken essen, etwas trinken.

Einerseits werden hiermit Bedürfnisse auch durch den Mund befriedigt, andererseits sind diese Möglichkeiten einem Eßanfall vorzuziehen. Wir beschlossen, jeder soll es so handhaben, wie er es für richtig hält. Es gibt keine allgemeingültigen Lösungen.

Grundsätzlich kann man beim Umgang mit Heißhunger zwei Vorgehensweisen unterscheiden. Diese beiden Ansätze ergänzen sich und können abwechselnd oder zur selben Zeit angewendet werden.

1. Ursachen erkennen und beheben
   Die Auslöser von Eßanfällen können bestimmte unangenehme Gefühle sein: Ich bin gerade gekränkt oder wütend und übergehe mein Gefühl. Traurigkeit, Angst, Ärger, Ruhe und Langeweile können zu Eßdruck führen. In so einer Situation ist es angebracht, sich zu fragen, was eigentlich los ist, nachzuspüren, welche Gefühle gerade da sind. Sie zu erlauben, kann manch einen Eßanfall verhindern. Gelingt es Ihnen, die Gefühle zu zeigen, anstatt sie zu unterdrücken, sind Sie einen Schritt weiter.

2. Ablenkung vom Essen: Was kann ich sonst tun?
   Es kann z.B. sehr hilfreich sein, mit jemandem über Ihre Gefühle zu sprechen. Eine andere Möglichkeit ist, alles aufzuschreiben, was Ihnen durch den Kopf geht. Das Wissen über die Ursachen vermeidet nicht immer, daß Probleme über das Essen abreagiert werden. Manchmal ist eine Ablenkung zusätzlich nötig.

Fassen wir die wichtigsten Punkte dieses Kapitels zusammen:

- Es ist günstig, drei Hauptmahlzeiten einzuhalten, damit Sie sich wieder an regelmäßiges Essen gewöhnen.

- Machen Sie es sich gemütlich beim Essen: Setzen Sie sich an einen gedeckten Tisch und füllen Sie Ihren Teller mit einer angemessenen Portion.

- Überlegen Sie, auf welche Lebensmittel Sie Appetit haben, und versuchen Sie, sich diese zu erlauben. „Verbotene“ Lebensmittel können langsam wieder in Ihren Speiseplan aufgenommen werden. Seien Sie wohlwollend zu sich und gönnen Sie sich auch leckere Speisen.

- Achten Sie auf Hunger und Sättigung. Versuchen Sie Bedürfnisse, die nichts mit dem Hunger zu tun haben, anders zu befriedigen als mit Essen.

- Denken Sie daran, daß Diäten Ihnen bislang wenig geholfen haben. Meiden Sie diese deshalb.

- Eßdruck ist ein Zeichen dafür, daß Bedürfnisse nicht erfüllt, Gefühle nicht erlebt oder Unstimmigkeiten nicht klargestellt werden. Die schriftliche Niederlegung Ihrer Gedanken und Gefühle kann Ihnen helfen, Ihre momentane Situation besser zu verstehen.

Kapitel 9
Ziehen wir eine Zwischenbilanz

Es hat sich bewährt, auf dem halben Weg einer Therapie zu überprüfen, was erreicht worden ist, und welche Ziele weiterhin verfolgt werden sollen. Ich nenne diesen Vorgang eine Zwischenbilanz. Da Sie bereits einiges in diesem Buch erfahren haben, scheint es mir sinnvoll, an dieser Stelle auch eine Zwischenbilanz zu ziehen.

Bis jetzt war von einer Bestandsaufnahme Ihres Eßverhaltens die Rede. Wenn Sie Eßprotokolle geführt haben, haben Sie Ihre Eßmengen, Gefühle und Gedanken sowie die Häufigkeit des Erbrechens oder des Abführmittelmißbrauches aufgezeichnet. Vermutlich haben Sie sich entschieden, ob Sie Ihre Energie für Veränderungen einsetzen möchten. Neben den Gefühlen und Gedanken haben Sie sich vielleicht auch mit Ihrer Beziehung zu Ihrem Körper beschäftigt. Durch die Übungen und Denkanstöße haben Sie möglicherweise bereits Ihr Eßverhalten verändern können.

Erfahrungsgemäß ändern sich zunächst die Gedanken. Erst wenn Sie über einen längeren Zeitraum anders denken, verhalten Sie sich allmählich auch entsprechend anders. Manchmal ist etwas Nachhilfe nötig. Meine Gruppenmitglieder nennen das „den kleinen Kick“. Gemeint ist ein Ruck aus Ihrer Trägheit oder positiv ausgedrückt, eine kleine Ermutigung zur Veränderung. Gewohnheiten sind hartnäckig. Oft ist es notwendig, etwas schroff aus der Bequemlichkeit herausgerissen zu werden. Vielleicht können Sie sich selbst den nötigen kleinen Tritt geben. Führen Sie sich Ihre Ziele vor Augen. Lohnt es sich nicht, für deren Erreichung etwas zu tun?

Angewohnheiten wie ein bulimisches Verhalten lassen sich

nur langsam und in kleinen Schritten verändern. Schauen wir die möglichen Schritte an.

1. Zielsetzung: Was will ich noch verändern?

Ehe Sie Ihre Ziele festlegen, führen Sie sich nochmals das Verhalten vor Augen, das Sie verändern wollen. Was möchten Sie genau ändern? Versuchen Sie in Einzelheiten das zu beschreiben, was anders werden soll.

Falls Sie bis jetzt noch keine Eßprotokolle geführt haben, wäre es jetzt wichtig, damit zu beginnen. Haben Sie Ihr Eßverhalten bereits ausreichend beobachtet, können Sie sich feste Ziele für Ihr Eßverhalten setzen. Vielleicht besteht Ihr Veränderungswunsch auch darin, auf Ihre Gefühle zu achten oder negative Gedanken zu überprüfen und zu korrigieren. Nehmen Sie das in Angriff, was für Sie am leichtesten ist. Der größte Fehler, der immer wieder gemacht wird, ist, sich zu viel in zu kurzer Zeit vorzunehmen. Gehen Sie also Schritt für Schritt vor.

Es ist verständlich, wenn Sie rasch Erfolg haben wollen. Es kann Ihnen aber dann so ergehen wie mir, als ich lernen wollte, Blockflöte zu spielen. Ohne Lehrerin und Vorkenntnisse, nur mit einem Buch bewaffnet, habe ich mir redlich Mühe gegeben. Wiederholt versuchte ich – viel zu schnell – zu spielen. Als ich einsehen mußte, daß es ohne Lehrerin nicht ging, lernte ich als erstes: langsam, ja, sehr langsam zu spielen. Auf einmal waren die Noten zu schaffen, und es war gar nicht so schwierig, wie ich dachte. Ich habe natürlich zuerst mit kleinen Melodien begonnen.

Mit welchem kleinen Schritt möchten Sie beginnen? Sie brauchen Ermutigung, wie auch ich damals. Deshalb sollte Ihr erstes Ziel so sein, daß die Wahrscheinlichkeit eines Erfolges sehr groß ist. Versuchen Sie dieses Ziel möglichst genau festzulegen.

Wenn Sie z.B. mit dem Erbrechen aufhören möchten, wäre es

unrealistisch, sich vorzunehmen, nie wieder zu erbrechen. So ein riesiges Ziel zu erreichen, gelingt nur ganz wenigen Frauen mit einer Bulimie. Je höher Sie sich ein Ziel stecken, umso größer ist die Wahrscheinlichkeit eines Mißerfolges, und den brauchen Sie jetzt am allerwenigsten. Je nachdem, wo Ihre Schwierigkeiten liegen, können Sie sich vornehmen,

- Ihr Frühstück ein– oder zweimal in dieser Woche bei sich zu behalten,
- Ihr Mittag- oder Abendessen einmal in dieser Woche bei sich zu behalten,
- die ganze Woche das Frühstück bei sich zu behalten,
- zweimal in dieser Woche das Abendessen bei sich zu behalten,
- einen Tag lang nicht zu erbrechen oder
- nur an vorher festgelegten Tagen zu erbrechen.

Das sind alles nur Beispiele, aus denen Sie auswählen können. Eine Klientin von mir hatte zum ersten Mal den Eindruck von Kontrolle, als sie nur an „erlaubten“ Tagen gebrochen hatte. Sie benutzte Eßprotokolle, um die Hintergründe zu erkennen, wenn es „schief“ ging. Sie war noch nicht bereit, völlig auf die Eß–/Brechepisoden zu verzichten, und fand diese Zwischenlösung sehr befriedigend.

Eine andere Klientin hatte große Schwierigkeiten, auf andere zuzugehen und mit den dabei auftretenden negativen Gefühlen umzugehen. Sie nahm sich vor, eine Woche lang möglichst oft Blickkontakt zu halten und die begleitenden Gefühle auszuhalten. Darüber führte sie Tagebuch.

Wie Sie sehen, sind verschiedene Ziele möglich. Aus den vorangegangenen Kapiteln können Sie sich viele unterschiedliche Ziele ableiten, z.B.

- Eßprotokolle zu führen, - auf Gefühle zu achten und sie auszudrücken, - auf negative Gedanken zu achten und sie durch hilfreiche zu ersetzen,
- die Übung Körperreise zu machen, - die Spiegelübung zu ma-

chen und Ihre einzelnen Körperteile anzunehmen lernen,
- Ihren Körper besonders liebevoll zu pflegen,
- sich vorzunehmen, drei Mahlzeiten am Tag einzunehmen,
- sich „verbotenes" Essen zu erlauben, - zu essen, wenn Sie wirklich hungrig sind.

Welches Ziel ist für Sie geeignet, nicht zu schwer und möglichst genau beschreibbar?

Für diese Woche/ für morgen ist mein Ziel:

....

....

....

....

Gabi, eine Klientin von mir, entschied sich für folgendes Ziel: *„Morgen mittag will ich eine warme Mahlzeit essen und diese nicht erbrechen".*

2. Vorgehensweise: Wie will ich mein Ziel erreichen?

Sammeln Sie zunächst möglichst viele Ideen, wie Sie Ihr Ziel erreichen können. Beurteilen Sie noch nicht, ob diese Ideen gut oder schlecht sind, sondern notieren Sie alles, was Ihnen einfällt. Erst in einem zweiten Durchgang sollten Sie überlegen, welche Vorgehensweisen erfolgversprechend sind. Überlegen Sie dabei, wie Sie es sich leicht machen können. Was wird schwierig? Wie können Sie diese Hürden überwinden?

Ist es für Sie beispielsweise schwierig, eine Mahlzeit zu behalten, können Sie für die Zeit direkt nach dem Essen etwas einplanen, das es Ihnen schwermacht, zu erbrechen. Wenn Sie z.B. unterwegs oder mit anderen zusammen sind, finden Sie schlechter eine Gelegenheit zu erbrechen. Bauen Sie möglichst viele solche Absicherungen in Ihre Überlegungen mit ein.

Gabi stellte folgende Überlegungen an, um ihr Ziel zu erreichen. „Morgen koche ich etwas Besonderes, dann fällt es mir leichter, es zu behalten. Ich werde jemanden einladen, der über meine Bulimie informiert ist. Dann werde ich nicht in Versuchung kommen, mich zu erbrechen.“

3. Beurteilung des Fortschritts Habe ich mein Ziel erreicht?

Wenn Sie einen Schritt erfolgreich gegangen sind, bravo! Halten Sie aber Ihre Erfolge schriftlich fest. Wie haben Sie es geschafft? Überlegen Sie genau, wie Sie zu Ihrem Ziel gekommen sind. Sie können dann bei Punkt 4 weiterlesen.

Sollte es Ihnen aber nicht gelungen sein, verzweifeln Sie nicht! Es ist sinnvoller, nachzuforschen, was dazwischengekommen ist. War das Ziel zu hoch? Haben Sie ein wichtiges Gefühl übergangen? Haben Ihre negativen Gedanken die Oberhand gewonnen? Schauen Sie genau hin, möglichst ohne Selbstanklage, denn das brauchen Sie am allerwenigsten. Was war schwierig? Wie können Sie diese Schwierigkeiten umgehen? Planen Sie neu und beziehen Sie die aufgetretenen Hindernisse mit ein. Benutzen Sie Ihre Phantasie, um Lösungen zu suchen. Vermeiden Sie es, sich auszumalen, wie schlecht es Ihnen gehen wird, sollte es Ihnen weiterhin nicht gelingen. Auf geht's!

Schauen wir die Erfahrung von Gabi an. Sie lud eine Freundin zum Essen ein, die dann leider kurzfristig absagte. Gabi war so enttäuscht, daß sie ihr Vorhaben nicht mehr wichtig nahm. Hinterher sah sie dies als Fehler an und wiederholte ihren Versuch am nächsten Tag. Es klappte!

4. Anerkennung
Wie kann ich mich belohnen?

Haben Sie Ihr Ziel erreicht, gönnen Sie sich eine Pause mit einer kleinen Belohnung – möglichst aber eine, die mit Essen nichts zu tun hat. Vielleicht kaufen Sie sich einen Blumenstrauß, gehen ins Kino oder tun etwas, was Ihnen Spaß macht und wodurch Sie sich belohnt fühlen. Das ist ganz wichtig, denn die meisten Betroffenen nehmen ihre Erfolge nicht ernst. Sie übersehen sie, werten sie ab oder wandeln sie in eine Niederlage um. Zum Beispiel sagte mir eine Patientin: „Das war kein Erfolg, es hat nur geklappt, weil ich Sie nicht enttäuschen wollte". Tatsache war aber, daß sie ein Ziel erreicht hatte! Ein häufiger Einwand ist: „Für jede andere ist das kein Problem; wie soll ich darauf stolz sein, einen Tag normal gegessen zu haben?" Tatsache ist, daß Sie nicht jede x-beliebige Person sind, und für Sie war es ein Erfolg. Sie haben andere Stärken, aber mit Ihrem Essen haben Sie Schwierigkeiten. Für jede überwundene Schwierigkeit verdienen Sie ein Lob.

Gabi belohnte sich mit einer Jeansjacke, die sie sich schon lange gewünscht hatte.

5. Planen Sie den nächsten kleinen Schritt
Was will ich jetzt erreichen?

Oft ist eine Wiederholung des ersten Zieles gerade groß genug. Werden Sie jetzt nicht ungeduldig. Es wäre schade, wenn Sie sich überfordern, indem Sie sich zu viel auf einmal vornehmen. Überlegen Sie, was Sie sich als nächstes vornehmen möchten. Denken Sie aber daran, das Ziel soll auf keinen Fall viel größer sein als das letzte. Danach wiederholen sich die Schritte bis hierher.

Mein nächstes Ziel ist,

....

Wenn ich es erreicht habe, will ich mich belohnen mit

....

Gabi nahm sich vor, in der folgenden Woche mindestens eine warme Mahlzeit zu essen und zu behalten.

6. Behalten Sie Ihr Ziel vor Augen!

Es ist wichtig, daß Sie genau wissen, was Sie möchten. Die Schritte können Ihnen nur helfen, wenn Sie eine klare Vorstellung davon haben, was Sie erreichen möchten und wie Sie es erreichen können. Auch wenn Sie Ihr Ziel vorerst nicht erreicht haben, ist es wichtig, weiterhin eine Vorstellung davon zu haben. Das sind keine Wunschträume, sondern klare Zielvorstellungen, die Ihnen helfen, Ihren Plan zu verwirklichen. Es ist äußerst schwierig, etwas in die Tat umzusetzen, das man sich kaum vorstellen kann. Deshalb möchte ich Ihnen eine kleine Übung vorstellen, eine sog. Visualisierungs– oder Vorstellungsübung. Ehe Sie damit beginnen, überlegen Sie ein kleines Teilziel, das Sie gerne demnächst erreichen möchten.

Visualisierungs–Übung

Setzen Sie sich bequem hin und schließen Sie die Augen. Versuchen Sie zur Ruhe zu kommen und die Hektik des Alltags abzuschütteln. Vielleicht achten Sie einige Minuten auf Ihren Atem, bis Sie merken, daß Sie aufnahmefähig sind.

Jetzt stellen Sie sich Ihr Ziel vor. Nehmen Sie sich Zeit, und stellen Sie sich möglichst viele Einzelheiten vor. Sie können sich vielleicht zuerst Ihr Endziel vor Augen führen und dann den ersten Schritt, den Sie gehen wollen. Stellen Sie sich die Umgebung, die Menschen, Räume und Ihre Person vor – alles, was mit der

Veränderung zusammenhängen könnte. Es ist wichtig, ein klares und lebendiges Bild von der Situation zu haben, die Sie meistern möchten.

Sie sind jetzt Regisseurin; Sie bestimmen, was in Ihrem Film passiert und wie er enden wird. Drehen Sie die Szene, wie Sie sie wünschen. Gehen Sie langsam die Schwierigkeiten und die einzelnen Schritte durch, die zu Ihrem Ziel gehören. Lassen Sie den Film jetzt laufen und schauen Sie zu, wie Sie die Situation meistern. Achten Sie darauf, was Sie denken, wie sich Ihr Körper dabei anfühlt, wie Sie sich verhalten, wie Sie dabei aussehen und wie Sie sich fühlen. Wiederholen Sie die Szene so lange, bis Sie wirklich eine gute Vorstellung davon haben, wie sie abläuft.

Diese Übung ist am wirksamsten, wenn Sie sie mehrmals wiederholen. Eine Patientin von mir übte in dieser Art und Weise, wie sie mit ihren Eltern abends essen gehen wollte. Sie hatte davor große Angst, denn bis dahin hatte sie entweder nur einen Salat gegessen, oder das Essen artete in einen Freßanfall aus. Dieses Mal bereitete sie sich vor, indem sie sich vorstellte, wie sie in einem bestimmten Kleid hübsch angezogen mit ihren Eltern im Restaurant saß und die Speisekarte studierte. Sie las alles, was auf der Karte stand, und entschied sich für die Speise, auf die sie wirklich Lust hatte (nicht die mit den wenigsten Kalorien!). Sie bestellte, freute sich auf die Speise und unterhielt sich mit ihren Eltern, bis das bestellte Essen kam. Dann malte sie sich aus, wie sie langsam mit Genuß und ohne schlechtes Gewissen so lange aß, bis sie satt war. Weiterhin stellte sie sich vor, daß sie nichts Weiteres an diesem Abend zu essen brauchte, daß sich das Essen im Magen gut anfühlte und daß sie mit gutem Gefühl das Essen bei sich behalten konnte.

Durch diese Vorstellungsübung gelang es der Patientin zum ersten Mal in vier Jahren, das Essen in einem Restaurant nicht nur zu genießen, sondern auch zu behalten. Sie war erstaunt. Es funktionierte, weil sie sich vorgestellt hatte, wie es gehen könnte.

Natürlich führt diese eine Vorstellungsübung nicht immer so schnell zum Erfolg. Manchmal dauert es länger, bis Sie Ihre Vorstellungen in die Tat umsetzen können. Möglicherweise müssen Sie vorher etwas in Ihrem Leben ändern. Einige negative Einstellungen können Sie am Erfolg hindern. Schauen wir diese im nächsten Kapitel an.

Kapitel 10
Stolpersteine auf Ihrem Weg

Sie können die besten Vorsätze haben, eine klare Vorstellung, wie Sie diese verwirklichen wollen, sowie den festen Entschluß und trotzdem scheitern, wenn Sie an bestimmten negativen Gedanken festhalten, die ich im folgenden Stolpersteine nenne. Schauen wir uns diese genau an und überlegen, wie Sie stattdessen denken können, um Ihre Vorsätze erfolgreich zu verwirklichen.

Stolperstein 1

„Wenn ich nur ein paar Pfund abnehme, bin ich mit meinem Gewicht zufrieden und kann etwas gegen meine Eßstörung tun."

Dieser Irrtum hindert unzählige Frauen, die unter einer Bulimie leiden, daran, etwas gegen ihr Eßproblem zu unternehmen. Solange Sie weiterhin versuchen, Ihr Gewicht zu reduzieren, werden Sie Ihre Eßstörung nicht überwinden können. Diese Tatsache ist mir so wichtig, daß ich sie wiederholen möchte.

Sie können Ihr bulimisches Eßverhalten nicht verändern, solange Sie versuchen, Ihre Nahrung und Ihr Gewicht zu reduzieren.

Der Grund dafür ist ganz einfach – Fasten ist die beste Voraussetzung für einen Heißhungeranfall. Wenn Sie Ihrem Körper eine ausreichende Ernährung vorenthalten, holt er sich durch einen Heißhungeranfall, was er braucht. An der Universität in Minnesota, U.S.A., wurden die Folgen des Fastens an 36 gesunden Männern ohne Eßstörungen untersucht. Sie wurden auf eine strenge Diät gesetzt, bei der sie längere Zeit weniger essen durften, als sie brauchten, um satt zu werden. Was dann passierte, war das, was Ihnen auch passiert: ein hoher Prozentsatz litt unter Heißhungeranfällen! Zusätzlich zu dem gestörten Eßverhalten wurden diese Männer depressiv, gereizt und nervös. Vor der Untersuchung hatten sie weder Eßprobleme, noch waren sie seelisch unausgeglichen. Allein die Tatsache, daß sie gefastet haben, führte zu diesen Veränderungen.

Stolperstein 2

„Heute schlage ich noch zu, ab morgen esse ich wieder vernünftig."

Damit betrügen Sie sich selbst, denn, wie wir alle wissen, morgen kommt nie. Es ist ehrlicher, wenn Sie sich ganz klar vor Augen führen, was dieser Satz eigentlich heißt, nämlich: „Ich entscheide mich dafür, heute nicht an meinem Eßproblem zu arbeiten." Dieser Satz ist nicht sehr tröstlich, er entspricht aber eher der Wahrheit. Wenn Sie das so deutlich sehen, können Sie den Entschluß fassen, noch heute etwas gegen Ihre Eßprobleme zu unternehmen, oder Sie können den Entschluß fassen, heute noch nichts zu ändern. Die Aufteilung in „heute darf ich mich noch austoben" und „morgen werde ich mich streng an meine Eßvorschriften halten" gehört zu dem Schwarz–Weiß–Denken, das wir im Kapitel 5 besprochen haben.

Wenn Sie Ihr Eßverhalten in zwei extreme Verhaltensweisen unterteilen, Freßanfall und Fasten, dann können Sie kein gesundes und vielseitiges Eßverhalten entwickeln. Bulimie besteht aus einem Wechsel von übermäßigem Essen und Gegenmaßnahmen wie Fasten, Erbrechen oder Abführmittelmißbrauch. Um die Bulimie zum Stillstand zu bringen, müssen Sie diese zwei Gegensätze zusammenbringen. Das fällt Ihnen wahrscheinlich sehr schwer, deshalb müssen Sie gezielt daran arbeiten.

Stolperstein 3

„Jetzt habe ich schon gesündigt, dann ist es doch egal."

Die Annahme, die hier zugrundeliegt, ist, daß es „gute" und

„schlechte“ Nahrungsmittel gibt. Ißt man „schlechte“ Nahrungsmittel, sündigt man. Die „guten“ Speisen haben wenig Kalorien, die „schlechten“ dagegen sehr viel und machen „dick“. Diese Einteilung ist willkürlich. Sie wird leider von Firmen, denen es eher um wirtschaftliche Interessen als um eine gesunde Ernährung geht, in ihrer Werbung für „Light“- Produkte aufrechterhalten.

Die zweite falsche Annahme hinter diesem negativen Gedanken ist, daß es eine magische Grenze zwischen zu viel und nicht zu viel Essen gibt. Wenn sie überschritten wird, findet eine Gewichtszunahme sofort statt. Deshalb spielt es keine Rolle mehr, ob diese Grenze mit einem einzelnen Keks oder mit einer ganzen Schachtel Kekse überschritten wird. Diese Vorstellung hat wenig mit der Realität zu tun. Ist es für Sie wirklich gleichgültig, ob Sie weiteressen oder ob Sie an einem bestimmten Punkt aufhören zu essen, obwohl es bereits „zuviel“ war?

Auch hier gilt es, zwei Gegensätze zu vereinbaren. Anstatt Ihre Essensmengen in strenge Kategorien wie „in Ordnung“ und „nicht in Ordnung“ einzuteilen, wäre es hilfreicher, etwas großzügiger mit sich umzugehen. Manchmal essen Sie eben mehr, als Sie brauchen. Ist das aber ein Grund dafür, den Fehler zu vervielfachen? Was machen Sie, wenn Ihr Bauch sich bereits voll anfühlt und noch Essen vorhanden ist? Mit jedem Bissen, den Sie nehmen oder stehenlassen, entscheiden Sie sich erneut für oder gegen Ihre Eßsucht.

Stolperstein 4

„Sobald ich normal esse, werde ich unendlich stark zunehmen.“

Wenn Sie auf Ihr bulimisches Verhalten verzichten, kann es zu kleinen Gewichtsverschiebungen nach unten oder oben kommen. Sie sind begrenzt und pendeln sich nach einiger Zeit ein, wenn Sie weiterhin symptomfrei leben. Anfangs weiß Ihr Körper nicht, was passieren wird, und er braucht Zeit, um sich umzustellen. Wenn Sie regelmäßig gebrochen, gefastet oder Abführmittel genommen haben, hat Ihr Körper gelernt, möglichst viele Nährstoffe aus dem Essen zu holen. Das ist eine Einrichtung der Natur, um das Überleben während Hungersnöten zu gewährleisten. Der Körper reagiert auf die Nahrungsknappheit gleich, egal welche Ursache für den Mangel verantwortlich ist. Wenn Sie mehr Nahrung zu sich nehmen, weiß der Körper immer noch nicht, ob ihm diese Nahrung weiterhin zugeführt wird. Er versucht zunächst, möglichst viel Nährstoffe aufzunehmen, für den Fall, daß das Essen wieder knapp wird. Auf Dauer stellt sich der Körper aber auf die veränderte Situation um, und das Gewicht normalisiert sich.

Für Sie ist eine Gewichtszunahme, wenn auch klein, nicht gerade angenehm, aber seien Sie ehrlich: Ist das nicht ein bezahlbarer Preis für eine langfristige Verbesserung Ihrer Gesundheit und Ihres Lebens? Sie können sich darauf verlassen, daß Sie nicht ständig zunehmen werden, und möglicherweise nehmen Sie überhaupt nicht zu. Oft ist sogar eine Gewichtsabnahme das Ergebnis, wenn Heißhungeranfälle ausbleiben.

Stolperstein 5

„Ich muß es alleine schaffen."

Der Ehrgeiz, eine Bulimie ohne fremde Hilfe zu überwinden, ist eine Falle. Ihre Fortschritte haben alleine Sie zu verantworten. Eine Unterstützung durch einen Psychologen kann sie nicht schmälern. Ein Therapeut, eine Klinik oder Selbsthilfegruppe kann Ihnen nur helfen, Ihre eigenen gesunden Kräfte wiederzufinden. Sie aber übernehmen die harte Arbeit! Niemand kann den Erfolg Ihrer Bemühungen verbuchen außer Sie selbst.

Wollen Sie für sich die Verantwortung übernehmen? Dazu gehört, gut für sich zu sorgen. Das kann auch heißen, einen Experten aufzusuchen. So wie Sie einen Arzt hinzuziehen, wenn Sie eine Lungenentzündung haben, so können Sie verschiedene Hilfsangebote in Anspruch nehmen, um Ihre Bulimie zu überwinden. Der Versuch, es ohne Unterstützung zu probieren, kann Sie unter Umständen überfordern, denn wer ist in allen Bereichen Experte? Der Psychologe holt sich auch Hilfe von Fachkräften, wenn sein Wissen oder Können ihn nicht weiterbringt. Wieviele solche Dienste suchen wir täglich auf? Ärzte, Friseusen, Verkäufer, Mechaniker, Klempner, Elektriker, Architekten, Bauarbeiter und Rechtsanwälte stehen uns täglich zur Seite, wenn wir Rat brauchen.

Eine gute Fachberatung ist immer eine Hilfe zur Selbsthilfe. Eine reife Person bedient sich solcher Hilfsmittel, um ihre Ziele zu verwirklichen.

Stolperstein 6

„Ich kann nur glücklich werden, wenn ich schlank bin."

Diese Überzeugung steht hinter den meisten Stolpersteinen, die wir bereits besprochen haben. Deshalb müssen wir diesen Stolperstein besonders intensiv untersuchen. Wie kommen Sie zu dieser Annahme? Was spricht dafür, und was spricht dagegen? Kennen Sie Menschen, die so schlank sind, wie Sie sein möchten? Sind sie alle glücklich?

Welche Erfahrungen haben Sie bis jetzt gemacht? Waren Sie einmal schlanker? Wenn ja, waren Sie damals wirklich glücklicher? Was war anders, als Sie schlanker waren? Wie haben sich andere Ihnen gegenüber verhalten? Waren Sie vielleicht anders in Ihrem Umgang mit Ihren Mitmenschen? Überlegen Sie, wie es damals wirklich war. Gab es etwas in Ihrem Leben, das jetzt fehlt?

Nehmen Sie sich etwas Zeit, um diese Annahme genau zu überprüfen. Überlegen Sie, was anders wäre, wenn Sie einige Kilos weniger hätten.

Wenn ich .... Kilogramm weniger hätte, dann

....

....

....

Manche Frauen glauben, wenn sie schlank wären, würden sie endlich den Mann ihrer Träume finden. Aber schauen Sie genau hin. Sind alle Frauen schlank, die mit ihren Partnern zufrieden sind? Gibt es nicht auch Frauen, die eine mollige Figur haben und trotzdem einen ganz zufriedenen Eindruck machen? Sind mehr dünne Frauen verheiratet als dicke? Umgekehrt gefragt, wie viele schlanke Frauen kennen Sie, die alleine, in ihren Partnerschaften unglücklich oder auch sonst unzufrieden sind? Wie kommen Sie dazu, Glück mit Schlanksein zu verwechseln?

Stolperstein 7

„Wenn ich keine Eßstörung mehr habe, werde ich glücklich sein."

Die Annahme, automatisch glücklich zu sein, wenn Sie Ihre Bulimie überwunden haben, kann zu großen Enttäuschungen führen. Dieser Stolperstein ist deshalb so heimtückisch, da er alle mühsam errungenen Fortschritte gefährden oder gar zunichte machen kann.

Nehmen wir an, Sie haben einen Teil Ihrer Symptome überwunden. Sie sind erleichtert und freuen sich über Ihren Erfolg. Nun kommen plötzlich weitere Probleme zum Vorschein, die hinter Ihrer Bulimie steckten, und deren Sie sich nicht bewußt waren. Sie stellen fest, daß Ihre Bulimie nicht Ihr einziges Problem war.

Was werden Sie jetzt tun? Aufgeben und sagen, das Ganze hatte doch keinen Sinn? Den leichteren Weg gehen und wieder zu essen anfangen? Oder Sind Sie trotz der Schwierigkeiten noch überzeugt, daß Sie einen wichtigen Schritt getan haben, um Ihr Leben auf Dauer angenehmer zu gestalten?

Wenn Sie Ihr bulimisches Eßverhalten aufgeben oder verringern, werden Sie nicht automatisch glücklicher in Ihrer Partnerschaft. Die Arbeit in der Firma wird nicht unbedingt problemlos werden und Ihre Mitmenschen nicht auf einen Schlag netter. Sie werden nicht auf Anhieb Ihren Traummann finden. Es werden Ihnen weiterhin Rechnungen ins Haus flattern und die Nachbarn werden nicht freundlicher.

Was sich mit Ihrer Symptomfreiheit oder Symptombesserung verändern wird, ist, daß Sie wieder fähig werden, viele der schönen Seiten des Lebens zu genießen. Leider zeigen sich auch Ihre anderen Probleme deutlicher, wenn Sie sich nicht mehr mit Essen betäuben. Wie schätzen Sie Ihren Gewinn ein? Lohnt es sich, noch weitere Veränderungen anzustreben?

Je größer Ihre Bereitschaft ist, auf Ihre Symptome zu verzichten, desto mehr können Sie Ihre Probleme anpacken. Das bedeutet, die Verantwortung für Ihre Veränderung zu übernehmen und nicht alles auf Ihre Erkrankung zu schieben. Damit erhöht sich die Wahrscheinlichkeit, auf Dauer glücklicher zu leben. Wenn Sie nicht mehr essen und brechen, dann haben Sie wichtige Grundsteine für Ihr weiteres Leben gelegt. Jetzt, wo Sie angefangen haben, wäre es doch schade, das Haus nicht weiterzubauen. Ein bißchen Geduld müssen Sie allerdings noch mitbringen.

Stolperstein 8

„Ich bin dem Essen restlos ausgeliefert."

Haben Sie aufgehört zu glauben, daß Sie Ihr Eßverhalten steuern können? Machen Sie immer wieder die Erfahrung, daß Sie sich trotz guter Vorsätze nicht beherrschen? Dann sind Sie vielleicht zu dem Schluß gekommen, daß es sich nicht lohnt, dagegen anzukämpfen. Fühlen Sie sich völlig hilflos angesichts dieses Problems?

Dann haben Sie noch etwas Geduld. Ihre Veränderung funktioniert nicht nach dem Alles-oder-Nichts-Prinzip. Um Ihre Bulimie zu überwinden, ist es notwendig, Schritt für Schritt die Kontrolle über das Essen wiederzuerlangen. Neue Erfahrungen können die Überzeugung, nichts ändern zu können, widerlegen. Dazu ist es allerdings wichtig, die kleinen Fortschritte zu würdigen. Jedesmal, wenn es Ihnen trotz Eßdruck gelingt, einen Eßanfall zu vermeiden, haben Sie etwas bewirkt. Jedesmal, wenn Sie eine normale Portion zu sich nehmen, ohne dafür Kalorien vorher oder nachher „einzusparen", haben Sie ein Stück Selbstkontrolle erlangt.

Schauen Sie genau hin und achten Sie darauf, wie oft Sie positive Erfahrungen machen. Lassen Sie sie nicht unbemerkt und als selbstverständlich unter den Tisch fallen. Gibt es nur eine einzige Situation, in der es Ihnen gelingt, dem Zwang des Hungerns und übermäßigen Essens nicht nachzugeben, wissen Sie, daß Sie doch eine Wahl haben. Bulimie „passiert" nicht: Es ist ein Verhalten, das Sie willentlich beeinflußen können.

Neben diesen gedanklichen Stolpersteinen gibt es noch zwei weitere, über die Sie fallen können: die Waage und den Rückfall.

Stolperstein 9
Die Tyrannei der Waage

Was bedeutet die Waage für Sie? Erleben Sie diesen Apparat als freundliche Hilfe? Oder kennen Sie ihn eher als mächtigen Tyrannen, der bestimmen kann, ob es Ihnen gut oder schlecht geht? Viele Betroffene machen ihre Stimmung vom Ergebnis auf der Waage abhängig: Werden weniger Pfunde angezeigt, bedeutet es für sie, erfolgreich und stark zu sein. Werden mehr Pfunde angezeigt, glauben sie, versagt zu haben und wertlos zu sein.

Können ein oder zwei Pfunde wirklich zwischen Erfolg und Mißerfolg entscheiden? Sollte Ihr Selbstwertgefühl von einem bestimmten Gewicht abhängen? Oder besteht Ihr Wert aus mehr als einer Zahl auf der Waage? Wie kommt es, daß eine Waage so viel Macht über Sie hat?

Bleiben Sie auf die Waage fixiert, wird es Ihnen schwerfallen, Ihr bulimisches Eßverhalten zu verändern. Wie können Sie sich freier von der Gewichtskontrolle machen, ohne völlig den Überblick zu verlieren? Zwei Ratschläge könnten hilfreich sein.

- Gewöhnen Sie sich an, sich nur einmal wöchentlich zu wiegen.
  Steht die Waage sehr verführerisch im Bad, tragen Sie sie in den Keller oder stellen Sie sie in den Schrank. Sie können sich beim Arzt oder bei Ihrer Therapeutin wiegen, oder Sie könnten einmal in der Woche die Waage aus dem Schrank holen. Notieren Sie Ihr Gewicht und versuchen Sie, dieses möglichst wenig zu bewerten.

- Räumen Sie sich eine bestimmte Gewichtsspanne ein, die Sie bereit sind, anzunehmen.
  Sie können das Broca–Gewicht (Größe in Zentimeter minus hundert) als groben Anhaltspunkt nehmen. Das Broca-Gewicht für eine Frau, die 170 groß ist, wäre 70. Es empfiehlt sich, einen Spielraum von etwa 10–15% dazuzunehmen – nach unten und vor allem nach oben! Die meisten Betroffenen erlauben sich einen ziemlich großen Spielraum – nach unten! Sie lehnen es ab, diese Spanne nach oben auszudehnen. Üben Sie sich darin, etwas großzügiger mit sich umzugehen.

Stolperstein 10
Der Rückfall

Wie denken Sie über einen Rückfall? Rechnen Sie damit oder bedeutet er für Sie eine Katastrophe? Vergleichen Sie Ihre Gedanken mit den folgenden Sätzen:

- Wenn ich einen Rückfall habe, bin ich ein Versager.
- Ein Rückfall bedeutet, daß sich überhaupt nichts geändert

hat.

- Wenn die Bulimie wieder anfängt, hört sie so schnell nicht wieder auf.
- Jetzt, wo ich wieder gegessen/gebrochen habe, kommt es nicht mehr darauf an.
- Ich bin dem Essen gegenüber machtlos.
- Andere denken jetzt sicher schlecht von mir.
- Ich kann auf meine Fortschritte kaum stolz sein, wenn das so endet.
- Alle Leute merken es mir an, daß ich rückfällig wurde.
- Es wird sich nie etwas ändern.

Wie viele dieser Gedanken kennen Sie? Streichen Sie diejenigen an, die auch Ihnen durch den Kopf gehen, wenn Sie einen Rückfall haben. Jetzt hinterfragen Sie diese Gedanken, wie Sie es in Kapitel 5 gelernt haben. Entsprechen Ihre Gedanken über den Rückfall den Tatsachen? Beziehen sich Ihre Gedanken auf eine Situation oder verallgemeinern Sie unangemessen? Können Sie Ihre Gedanken beweisen oder nehmen Sie nur an, daß dem so ist, wie Sie denken? Was spricht gegen die Gedanken, die Sie angekreuzt haben? Wie könnten Sie Ihre Gedanken ändern, damit sie Ihnen nicht schaden, sondern hilfreich für Sie sind? Die folgenden Aussagen sind realistischer und vor allem hilfreicher!

- Ein Rückfall ist etwas ganz Normales auf dem Wege der Besserung.
- Ein Rückfall ist ein Hinweis, um genauer hinzuschauen, was ich brauche und was mir in meinem Leben fehlt.
- Wenn ich die Bulimie für eine kurze Zeit überwunden habe, dann kann ich sie wieder überwinden.
- Eine Eß–Brech-Episode kann meine Fortschritte nicht zunichte machen.
- Ich kann entscheiden, ob ich essen will oder nicht. Das Essen hat keine Macht über mich.
- Andere sehen, wie sehr ich an mir arbeite. Sie sehen meine Fortschritte und meine Stärken.
- Ein Rückfall macht meine Fortschritte nicht zunichte. Rückschläge gehören dazu.

- Andere Menschen sind keine Hellseher. Einen Rückfall kann mir niemand ansehen. Wenn ich möchte, kann ich darüber sprechen oder auch nicht.

Vielleicht können Sie sich an die Zeit erinnern, als Sie Fahrradfahren gelernt haben. Klappte das von Anfang an? Wahrscheinlich haben Sie einige Stürze erlebt. Wie haben Sie darauf reagiert? Wenn Sie Stürze als normal ansahen und sich einfach wieder auf das Fahrrad gesetzt haben, dann haben Sie schließlich das Radfahren gelernt. Doch vor einem Sturz sind Sie auch heute nicht hundertprozentig sicher. Genau wie beim Radfahren ist es auch bei Ihrer Bulimie entscheidend, wie Sie einen Rückfall bewerten. Wenn Sie damit rechnen, rückfällig zu werden, und dies als einen Hinweis ansehen, woran Sie noch mehr arbeiten müssen, wird der Rückfall keine Katastrophe für Sie sein.

Angehörige sind oft enttäuscht oder vielleicht auch verärgert, wenn deren Kind oder Partner rückfällig wird. Das erzeugt natürlich Druck. Hilfreicher ist es, den Rückfall genau anzuschauen. Was ging voraus? Wie kam es dazu? Was könnten Sie vom Rückfall lernen? Mit welchen Situationen, Gefühlen und Gedanken hing er zusammen?

Rückfälle können folgende Gründe haben:

1. Rückfälle können oft mit Diätverhalten in Verbindung gebracht werden.
   Wenn Sie in Ihre alten Eßgewohnheiten zurückfallen und bestimmte Nahrungsmittel vermeiden, werden Sie wieder für Heißhungerattacken anfällig. Das Verlangen nach bestimmten Nahrungsmitteln und nach ausreichenden Mengen von Nahrung setzt sich durch. Der Verzicht ist meist von kurzer Dauer und rächt sich anschließend. Um einem Rückfall vorzubeugen, sollten Sie deshalb lernen, sich das zu gönnen, worauf Sie Lust haben.

2. Übermäßiges Essen kann ein Ersatz für Bedürfnisse sein, die nicht ernst genommen werden.
   Aufgestaute Gefühle, negative Gedanken und selbstab-

wertende Gedanken lösen oft Eßanfälle aus. Kurzfristig kann man sich durch Essen beruhigen und sich in einen Zustand der Gleichgültigkeit bringen. Schauen Sie deshalb bei sich nach, in welchen Situationen Sie in Gefahr sind, rückfällig zu werden.

Was könnte bei Ihnen einen Heißhungeranfall auslösen? Welche Situationen, Zustände oder Gedanken könnten Sie zu einem Rückfall verleiten?

1. ....

2. ....

3. ....

4. ....

5. ....

Was können Sie tun, wenn die Gefahr eines Eßanfalls auftaucht? Überlegen Sie, was Sie an Möglichkeiten haben.

1. ....

2. ....

3. ....

4. ....

5. ....

Im nächsten Kapitel wollen wir uns mit Ihren Stärken beschäftigen und damit, was Ihnen Spaß macht.

Kapitel 11
Was gibt es Positives über Sie zu sagen?

Was interessiert mich, was macht mir Spaß?

Bis jetzt haben Sie sich ausgiebig mit Ihren Schwierigkeiten beschäftigt. Uns Menschen fällt es meistens leicht, unsere Fehler und Schwachstellen sehr deutlich zu sehen. Wir sehen oft unsere „schlechten“ Seiten mehrfach vergrößert, während wir unsere Stärken und positiven Seiten unter den Tisch fallenlassen. Wahrscheinlich geht es Ihnen ähnlich.

In diesem Kapitel wollen wir uns deshalb mit Ihren Stärken und Ihren Fortschritten beschäftigen. Höre ich da ein Ächzen und Stöhnen? Sind Sie der Meinung, Sie hätten mehr Schwächen als Stärken? Warten wir ab.

Immer wieder bin ich erstaunt, wie viele gute Ideen, schöpferische Lösungen, hilfreiche Tips und interessante Erfahrungen unter den Teilnehmern meiner Gruppen zu finden sind. Ihre Einfälle und Selbstheilungsversuche sind zahlreich, ihre Bereitschaft, neue Möglichkeiten zu suchen und auszuprobieren, bewundernswert. Auch ich lerne ständig dazu.

Hat das alles wenig mit Ihnen zu tun? Könnte es sein, daß Sie Ihre Fähigkeiten und Möglichkeiten unterschätzen? Viele Bulimie–Betroffene haben sich jahrelang hauptsächlich mit ihrem Essen beschäftigt. Es ist deshalb ganz normal, daß sie nicht wissen, was ihnen Spaß macht und was sie können.

Wie ist es bei Ihnen? Wissen Sie, welche Vorlieben und Fähigkeiten Sie haben? Vermutlich könnten Sie problemlos eine ganze Seite über Ihre Schwächen und Fehler schreiben. Wie wäre es aber umgekehrt? Könnten Sie eine Seite damit füllen, was Ihnen gut gelingt?

Das wäre eigentlich bereits der zweite Schritt. Wenn es Ihnen gelingt, ein dickes Lob! Damit es aber nicht zu schwer wird, können wir auch mit einem kleineren Schritt beginnen. Schauen wir, was Sie zum jetzigen Zeitpunkt für sich tun. Wichtig ist, daß Sie dies zunächst nur sammeln und nicht bewerten. Es geht nicht darum, wie gut Sie etwas machen, sondern vorerst zu beobachten, was Sie interessiert, was Sie in Ihrer Arbeit oder Freizeit tun und was Ihnen Spaß macht. Zu einer gesunden Lebensführung gehört eine ausgeglichene Einteilung von Freizeit und Arbeit. Schauen wir diese zwei Bereiche an.

Freizeit

Womit verbringen Sie Ihre Freizeit? Haben Sie Bekannte und Freunde, mit denen Sie sich treffen? Sind Sie gerne unter Menschen? Gehen Sie gerne aus? Wohin gehen Sie am liebsten? Treiben Sie Sport oder besuchen Sie regelmäßig kulturelle Veranstaltungen? Überlegen Sie, was Sie alles mit anderen Menschen unternehmen. Vergessen Sie nicht die „unwichtigen“ Termine, sondern registrieren Sie alles, was Sie tun.

In den letzten Wochen habe ich in meiner Freizeit folgendes unternommen:

....

....

....

....

....

Sind Sie mit Ihrer Liste zufrieden, oder würden Sie gerne mehr aufführen können? Lesen Sie die Liste noch einmal durch: Was hätten sie gerne öfters getan? Was hat Ihnen wirklich Spaß gemacht? Möglicherweise sind Sie traurig, weil Sie wenig gefunden haben. In diesem Falle können Sie überlegen, was Sie früher unternommen haben, und listen dann diese Tätigkeiten auch auf. Was möchten Sie wieder, öfter oder Neues tun?

In der Zukunft möchte ich in meiner Freizeit folgendes unternehmen:

....

....

....

Vielleicht unternehmen Sie bereits zuviel und überfordern sich. Das Verhältnis zwischen Pflicht und Vergnügen ist möglicherweise unausgewogen. Ein Leben voller Pflichten kann langweilig sein, obwohl die Zeit mit Aktivitäten ausgefüllt ist. Es besteht dann entweder die Möglichkeit, etwas nicht mehr zu tun, oder die Einstellung dazu zu ändern, d.h. die schönen Seiten daran zu entdecken.

Eine meiner Patientinnen fand ihr Leben entsetzlich langweilig – jeden Tag aufstehen, duschen, in die Arbeit gehen, usw. – bis sie entdeckte, daß sie bei der Ausführung einer Tätigkeit gleichzeitig an andere Tätigkeiten dachte, die sie auch erledigen wollte. Sie probierte es anders. Sie konzentrierte sich auf das, was sie gerade tat, ohne mit ihren Gedanken schon bei der nächsten Sache zu sein. Was passierte? Sie empfand das Duschen als schön und konnte das warme Wasser auf ihrem Körper genießen. Indem sie bei einer Sache blieb, verschwand ihre Langeweile.

Zusätzlich entdeckte sie, daß sie zu viele „Solls“ und zu wenig „Darfs“ in ihrem Leben hatte. Sie begann das zu ändern. Vielleicht möchten Sie auch einige Ihrer Aktivitäten weniger oder nicht mehr ausüben.

Folgendes möchte ich seltener oder nicht mehr tun:

....

....

Wie verhält sich die Zeit, die Sie mit anderen verbringen, zu der Zeit, die Sie alleine verbringen? Sind Sie eher gesellig, oder scheuen Sie soziale Kontakte?

Üben Sie Hobbies aus, die Sie alleine pflegen können? Was machen Sie am liebsten, wenn Sie alleine sind? Genießen Sie die Natur, sammeln Sie bestimmte Gegenstände, lesen Sie? Vielleicht spielen Sie ein Instrument oder hören gerne Musik. Möglicherweise zeichnen Sie oder lernen gerne Fremdsprachen. Wie sieht es mit Faulenzen aus? Das ist auch eine wichtige Freizeitbeschäftigung! Erwarten Sie bitte nicht, daß Sie alle oder auch nur viele der oben genannten Freizeitaktivitäten ausführen. Sie sind nur als Beispiele gedacht. Es geht hier nicht um Leistung!

Schreiben Sie alles auf, was Sie in Ihrer Freizeit alleine tun, bzw. was Sie früher alleine unternommen haben.

....

....

....

....

Gibt es Hobbies und Interessen, die Sie in Zukunft in Ihrer Freizeit gerne mehr ausüben möchten? Was möchten Sie in Zukunft nicht mehr oder nicht mehr so häufig in Ihrer Freizeit tun, wenn Sie alleine sind?

Sie haben in die vorangegangen Listen eingetragen, was Sie gerne alleine und mit anderen machen. Vielleicht war es viel, vielleicht wenig. Das spielt keine Rolle. Schauen Sie die Listen genau an, und überprüfen Sie, welche Interessen und Stärken Sie haben. Versuchen Sie, nichts abzuwerten, sondern nur festzustellen, was Sie alles tun und was Ihnen davon Freude bereitet.

Beruf und Schule

Welche Art Arbeit verrichten Sie? Gehen Sie in die Schule, studieren Sie, sind Sie Hausfrau oder üben Sie einen Beruf aus? Vielleicht sind Sie arbeitslos und auf der Suche nach einem neuen Tätigkeitsfeld.

Beobachten Sie sich eine Zeitlang wie ein wohlwollender Freund. Nehmen Sie sich dafür mindestens eine Woche Zeit. Registrieren Sie alles, was Sie bei Ihrer Arbeit tun. Sie werden wahrscheinlich überrascht sein, wieviel davon Sie bisher kaum zur Kenntnis genommen haben. Vor allem sollten Sie darauf achten, was Sie gut machen. Fällt es Ihnen schwer, Ihre Arbeit anzuerkennen?

Können Sie Ihre Stärken sehen? Welche Fähigkeiten und Fertigkeiten besitzen Sie? Bitte keine falsche Bescheidenheit. Jeder macht manche Dinge gut, und es ist in Ordnung, dazu zu stehen.

Ich erinnere mich an eine Patientin, die sich für besonders dumm hielt, was ich freilich anders sah. Im Laufe der Therapie stellte sich heraus, daß sie ein besonderes Talent dafür hatte, Gedichte zu sammeln und sie passend in allen Situationen aufzusagen. Sie konnte sich damit beeindruckend gut mitteilen. Später traute sie sich selbst, Gedichte zu schreiben, die ihr sehr gut gelangen.

Schreiben Sie auf, was Sie bei Ihrer Arbeit gut können.

....

....

....

....

....

Genießen können

Genießen können ist keine Kunst, das kann jeder – oder? Selbstverständlich ist das keinesfalls. Die Genußfähigkeit ist, wie alle anderen Verhaltensweisen, erlernt und kann auch wieder verlernt werden. Die Fähigkeit zu genießen setzt einiges voraus. Am wichtigsten scheint mir die Erlaubnis, genießen zu dürfen. Schuldgefühle, die an der Stelle gewünschter Entspannung auftauchen, lassen weder Ruhe noch Genuß aufkommen.

Gibt es etwas in Ihrem Leben, das Sie wirklich genießen können? Versuchen Sie, sich vorzustellen, wie Sie es genießen. Welche Gefühle, Gedanken oder Bilder fallen Ihnen ein? Können Sie sich erlauben, wirklich zu genießen, ohne Vorbehalt? Oder müssen Sie sich diesen Genuß vorher verdienen? Die Fähigkeit, sich etwas gönnen zu können, hängt oft mit der Erziehung zusammen. Durften Sie als Kind in Ruhe ein Buch lesen, oder wurden Sie gerade dann zum Arbeiten angehalten? Haben Ihre Eltern sich selbst etwas Gutes erlauben können, oder bestand ihr Leben nur aus Pflichten?

Ehe Sie weiterlesen, wäre es gut, wenn Sie sich einige Gedanken zu diesem Thema machen. Eine angenehme Tätigkeit ist nur dann wirklich angenehm, wenn sie es sein darf. Genießen zu wollen ohne innere Erlaubnis ist wie der Versuch, ins Kino zu gehen ohne Eintrittskarte. Sie kommen einfach nicht an der Kasse vorbei. Wenn Sie gegenüber dem Genießen negativ eingestellt sind, dann müssen Sie Ihre genußfeindlichen Gedanken überprüfen, sonst arbeiten Sie gegen eine Überzeugung, die sich letztlich durchsetzen wird. Ihre innere Erlaubnis ist sozusagen Ihre Eintrittskarte zur Genußfähigkeit.

Wissen Sie, was Ihnen guttut? Während der eine gerne Motorrad fährt, empfindet der andere dieses als eine unbequeme Art, sich fortzubewegen. Die Geschmäcker sind eben verschieden. Daher ist es wichtig, den eigenen Geschmack und die eigenen Möglichkeiten zu kennen.

Nehmen Sie sich etwas Zeit und denken Sie darüber nach, was Sie bereits genießen bzw. was Sie sich vorstellen können zu genießen. Sollte Ihnen das schwerfallen, können Sie auf kleinere Regungen achten. Spontane Impulse verraten oft Möglichkeiten, angenehme Erfahrungen zu machen, die zunächst ungewohnt sind. Es müssen nicht immer große Genüsse sein. Auch die kleinen Dinge des Lebens haben ihren Wert und können viel Freude bereiten.

Sind Sie darin geübt, alltägliche Erfahrungen wahrzunehmen und zu schätzen? Nehmen wir z.B. einen Spaziergang im Wald. Sie können im Eiltempo durch den Wald laufen, oder Sie können sich Zeit nehmen, den Wald zu riechen, die Vögel zwitschern zu hören, den Waldboden unter den Füßen zu spüren und die kleinen Pflanzen zu betrachten.

Vielleicht ist Ihnen diese einfache Art des Genießens abhanden gekommen. Es ist manchmal nur eine Frage des Hinhörens, Hinschauens, Hinriechens oder Hinspürens. Letztendlich ist es eine Frage der Aufmerksamkeit. Nur wer seine Aufmerksamkeit auf etwas richtet, kann es wirklich wahrnehmen. In Kapitel 7 haben Sie eine Übung kennengelernt, die sich auf den Geschmackssinn bezieht. Wir wollen Ihre Genußfähigkeit nun an dieser Stelle noch etwas erweitern.

Übung zur aufmerksamen Wahrnehmung

Sie können diese Übung im Freien oder in Ihrer Wohnung durchführen. Wählen Sie eine Umgebung – es kann ein Garten, Ihr Wohnzimmer, das Bad oder eine Wiese sein. Schauen Sie sich um nach Gegenständen, die Sie tasten können. Das mag ein Stück Holz, ein Grashalm, eine Flasche, eine Teetasse oder irgend etwas anderes sein. Wählen Sie mehrere solcher Gegenstände. Nehmen Sie einen in die Hand, oder wenn er dafür zu groß ist, berühren Sie ihn mit Ihren Händen. Machen Sie jetzt die Augen zu und tasten Sie ihn langsam und ganz genau ab. Ist er biegsam oder starr, weich oder fest? Ist die Oberfläche rauh oder glatt, warm oder kalt? Nehmen Sie sich Zeit, den Gegenstand wirklich kennenzulernen. Vielleicht werden Sie überrascht sein, einen Gegenstand neu zu entdecken, den Sie glaubten, schon zu kennen. Wenn Sie mit der Erkundigung des ersten Gegenstands fertig sind, gehen Sie zum nächsten. Wie fühlt er sich an?

Haben Sie Ihren Tastsinn ausreichend geübt, können Sie zu Ihrem Riechsinn übergehen. Was gibt es in der Umgebung zu riechen? Im Wald können Sie vielleicht einen modrigen Bodengeruch wahrnehmen. Im Bad finden Sie bestimmt verschiedene Toilettenartikel, die duften. Benutzen Sie Ihre Phantasie und nehmen Sie soviel wie möglich wahr. Wenn Sie Ihre Augen dabei schließen, können Sie sich besser konzentrieren.

Wir sind es gewöhnt, viel durch unsere Augen aufzunehmen, und doch nehmen wir einiges nicht oder nicht mehr wahr. Haben Sie zum Beispiel die Linien auf Ihrer Fingerkuppe jemals ganz genau betrachtet? Oder die Anordnung und Farbnuancen der Blütenblätter einer Blume studiert? Versuchen Sie in verschiedenen Umgebungen möglichst viel zu erfahren, was für Sie neu ist.

Sie sind in dieser Übung vermutlich auf einiges aufmerksam geworden, das Sie bis jetzt nur oberflächlich wahrgenommen haben. Vielleicht geht es Ihnen ähnlich mit dem, was Ihnen Spaß macht – sei es im Beruf oder beim Hobby.

Das Genießen braucht Erlaubnis, Aufmerksamkeit und Zeit. Nehmen Sie sich täglich einige Minuten, um Ihre Umgebung und Ihre Tätigkeiten zu genießen. Das kann ein Bad, ein Vogelgesang oder der Anblick eines schönen Himmels sein. Es geht hier darum, Ihre Möglichkeiten zu entdecken, und nicht darum, etwas zu leisten. Genuß soll nicht zur Pflicht werden. Ziel ist es, daß Sie entscheiden können, was Sie möchten und was Ihnen guttut.

Was kann sich entwickeln?

Vielleicht sind Sie unzufrieden mit dem, was Sie herausgefunden haben. Unter Umständen meinen Sie, mehr unternehmen, genießen oder leisten zu müssen. Vielleicht finden Sie zu wenig, was Sie gut können. Denken Sie daran, daß ein Ist–Zustand kein Dauerzustand ist, sondern eine Momentaufnahme, die sich ändern kann. Würden alle Autoren vor leeren Blättern kapitulieren, weil sie sich kein Buch vorstellen können, hätten wir nichts mehr zu lesen.

Genauso wichtig wie das, was bereits ist, ist Ihre Vorstellung davon, was in Zukunft sein kann. Das Leben besteht aus Bewegung, und Sie können in einer von Ihnen gewählten Richtung gehen, so lange Sie leben. Eine Dame von 82 hat mich sehr beeindruckt, als sie sich entschloß, italienisch zu lernen, und das auch ziemlich gut schaffte. Sie hatte eine Vorstellung davon, was sie noch lernen wollte, und verfolgte mit Spaß ihr Ziel.

Überlegen Sie, wie Sie sich entwickeln wollen. Wollen Sie mehr Kontakt zu Mitmenschen, oder brauchen Sie eher mehr Zeit für sich alleine? Womit möchten Sie mehr Zeit verbringen? Was möchten Sie sich Gutes tun?

Wichtiger als Ihr jetziger Stand ist die Richtung, die Sie einschlagen. Wenn jemand malen lernt, darf er sich nicht mit Van Gogh vergleichen, sondern mit seinen eigenen Fortschritten. Würdigen Sie vor allem auch die kleinen Erfolge.

Was mag ich an mir?

Wahrscheinlich fällt es Ihnen schwer, auf Anhieb zu sagen, was Sie an sich mögen. Bis jetzt haben wir uns auf Dinge konzentriert, die Sie aktiv tun. Es gibt aber auch positive Seiten, die Sie haben, ohne daß Sie dafür etwas tun müssen. Vielleicht überlegen Sie, was Sie an jemand anderem mögen. Wählen Sie jemanden aus, den Sie mögen oder der Ihnen sympathisch ist. Welche Eigenschaften oder Verhaltensweisen gefallen Ihnen an dieser Person? Was fällt Ihnen angenehm auf? Sammeln Sie Merkmale verschiedener Personen, die Sie positiv bewerten.

Könnte es sein, daß Sie auch einige dieser Merkmale besitzen? Verneinen Sie bitte nicht zu schnell, sondern beobachten Sie sich und überprüfen Sie wohlwollend, ob Sie nicht ansatzweise auch einige dieser Eigenschaften und Verhaltensweisen vorzuweisen haben. Sie können natürlich einen Schritt weiter gehen und andere positive Eigenschaften an sich finden. Vielleicht begreifen Sie Sachverhalte schnell, sind sprachbegabt, redegewandt, schreibbegeistert, können gut zuhören, sind feinfühlig oder humorvoll. Nehmen Sie sich Zeit zum Überlegen, und notieren Sie auch diese Stärken auf Ihrer Liste.

Schreiben Sie alles auf, was Sie an sich mögen. Das fällt den meisten nicht leicht. Wo steht, daß Sie sich nicht gut finden dürfen? In der Bibel finden wir: „Liebe Deinen Nächsten wie Dich selbst“. Das setzt aber voraus, daß Sie sich selbst lieben. Auch dies kann geübt werden! Gewöhnen Sie sich daran, sich selbst und Ihre Belange als wichtig zu erachten. Sie sind nicht weniger wert als andere Menschen, haben dieselben Rechte und sind ein wichtiger Bestandteil Ihrer Umwelt.

Ich kann mir vorstellen, daß Sie in diesem Kapitel einige Ideen darüber bekommen haben, was Ihnen Spaß macht, was Sie tun möchten, was Sie interessiert und was Sie genießen können bzw. könnten. Vielleicht finden Sie einige Anstöße darunter, die Ihnen bei dem Problem „Essen“ weiterhelfen können.

Abschließend möchte ich Ihnen einige wichtige Anhaltspunkte für ein gesundes Leben ohne Bulimie geben:

1. Seien Sie ehrlich mit sich und anderen: Stehen Sie zu Ihren Gefühlen und Bedürfnissen. Zeigen Sie sich, wie Sie wirklich sind.

2. Nehmen Sie sich an, wie Sie sind, denn Sie sind in Ordnung. Erlauben Sie sich, Fehler zu machen. Schwächen zu haben ist menschlich und macht Sie liebenswürdig.

3. Haben Sie den Mut, das zu verlangen, was Sie brauchen, und das abzulehnen, was Sie nicht möchten. Bringen Sie das Wort „nein" wieder in Ihren Wortschatz ein. Achten Sie auf Ihre Grenzen. Äußern Sie Ihre Wünsche.

4. Entscheiden Sie sich für das Glücklichsein; es ist auf Dauer zufriedenstellender als das Dünnsein.

5. Vertrauen Sie auf Ihr eigenes Urteil, denn nur Sie wissen, was für Sie richtig ist. Gleichzeitig nehmen Sie Hilfe anderer an, wenn Sie sie brauchen. Suchen Sie Unterstützung und übernehmen Sie dabei Verantwortung für Ihr Verhalten.

6. Verhalten Sie sich so, daß Sie mit sich zufrieden sind. Allen Menschen zu gefallen ist nicht möglich. Wenn Sie sich wohl fühlen, werden Sie andere finden, die sich auch bei Ihnen wohl fühlen.

7. Es ist unmöglich, immer alles unter Kontrolle zu haben. Versuchen Sie, soweit möglich, gelassen zu sein. Haben Sie Vertrauen, auch wenn Sie manchmal enttäuscht worden sind.

8. Vergessen Sie nicht, Ihre positive Entwicklung wahrzunehmen und zu belohnen. Welche Verhaltensweise haben Sie durch Umlernen ändern können? Um Ihre zunehmenden Fortschritte festzuhalten, ist das Selbstbeobachtungsblatt aus Kapitel 8 eine sehr gute Hilfe.

Kapitel 12
Wo Sie weitere Hilfe finden

Vermutlich haben Sie, wie viele Betroffene, Ihre Bulimie wie ein „Geheimnis“ gehütet und mit niemandem darüber gesprochen. Wenn Sie sich entschließen, sich einem Arzt oder Psychologen anzuvertrauen, stehen Sie vielleicht vor einer schwierigen Aufgabe: Sie wissen nicht, an wen Sie sich wenden sollen.

Um Ihre Bulimie zu überwinden, benötigen Sie neben dem festen Willen, gesund zu werden, das Wissen über geeignete Vorgehensweisen und eine therapeutische Begleitung. Eine fähige Fachkraft kann Ihnen helfen, Ihre eigenen heilenden Kräfte freizusetzen. Sie kann Ihnen Anstöße geben und Sie in Ihrer Suche nach neuen Wegen unterstützen. Deshalb wollen wir uns nun anschauen, was eine geeignete Hilfe ist, und wo Sie diese finden können.

Was ist eine geeignete Hilfe? Eine Orientierung

Eine gute Begleitung kann eine Person oder eine Gruppe sein, die sich mit Eßstörungen beschäftigt und sich entsprechend auskennt. Es ist gewiß nicht jemand, der sagt: „Reißen Sie sich zusammen“, wie Sie vielleicht schon von jemandem gehört haben, der im Bereich der Eßstörungen unerfahren ist.

Wie finden Sie einen geeigneten Therapeuten? Am Ende dieses Kapitels habe ich Beratungsstellen und Selbsthilfeorganisationen aufgeführt, die Ihnen Namen und Adressen von erfahrenen Therapeuten nennen können. Ehe Sie sich für einen Therapeuten entscheiden, können Sie bei mehreren vorsprechen. Erst dann sollten Sie eine Wahl treffen. Was ist dabei zu berücksichtigen?

Zunächst ist es wichtig, Ihrer eigenen Urteilskraft zu vertrauen, denn Sie wissen am besten, was Ihnen weiterhilft. Selbst ein guter Therapeut muß nicht für jeden Klienten geeignet sein. Bemerken Sie, daß Sie nicht auf einer Wellenlänge mit einem Therapeuten sind, haben Sie den Mut, einen weiteren Versuch zu starten. Noch wichtiger als die therapeutische Richtung ist Ihr persönlicher Eindruck, ob Sie mit der angebotenen Hilfe weiterkommen. Eine erfolgreiche Therapie setzt eine vertrauensvolle Offenheit zwischen Therapeut und Klient voraus. Wenn Sie zu einem Therapeuten mit Kassenzulassung gehen, haben Sie fünf Sitzungen Zeit, sich zu entscheiden. Kommen Sie mit dem Therapeuten nicht zurecht, können Sie sich in dieser Zeit nach einem anderen umsehen. Verlassen Sie sich auf Ihre innere Stimme, vergessen Sie aber dabei nicht, daß Therapeuten keine Wunderheiler sind. Sie sind ganz normale Menschen, die ein Wissen haben, das Sie beanspruchen können. Dieses Wissen und die Hilfestellungen auf Ihre Probleme anzuwenden ist allerdings Ihre Aufgabe!

Das vielfältige Angebot von Therapien kann einerseits nach der therapeutischen Richtung (z.B. Verhaltenstherapie, Tiefenpsychologie, Gesprächspsychotherapie, Gestalttherapie), andererseits nach der Zusammensetzung der Teilnehmer (Einzelperson, Familie, Gruppe) unterteilt werden. Die zunächst unüberschaubar erscheinenden Therapieverfahren machen es dem Ratsuchenden schwer, sich einen Überblick über Hilfsmöglichkeiten zu verschaffen. Einige wenige Methoden haben sich jedoch bei der Behandlung von Eßstörungen durchgesetzt. Viele Therapeuten arbeiten auch „eklektisch", das heißt, sie beherrschen Verfahren mehrerer Richtungen, die sie nach Bedarf einsetzen können.

Die Wahl der Therapie kann durch das örtliche Angebot eingeschränkt sein. Auch wenn Sie eine längere Anfahrtszeit in Kauf nehmen, finden Sie möglicherweise keine Gruppentherapie oder keinen Experten für Eßstörungen. Verzweifeln Sie nicht, bleiben Sie flexibel und nutzen Sie die Möglichkeiten aus, die in Ihrer Gegend angeboten werden. Wenn Sie trotz intensiver Suche weder

Psychotherapeuten, Beratungszentren, Gruppentherapien noch Selbsthilfegruppen mit Erfahrung in Eßstörungen finden, ist ein Klinikaufenthalt in Betracht zu ziehen. Anschließend könnten Sie vielleicht eine Selbsthilfegruppe ins Leben rufen.

Wer kann helfen? Zur begrifflichen Entwirrung

Psychotherapeut, Psychologe, Diplom–Psychologe, Fachpsychologe, praktischer Psychologe, Analytiker, Psychiater, Neurologe, Arzt für Psychotherapie – für Sie als Außenstehenden müssen die verschiedenen Bezeichnungen verwirrend sein. Versuchen wir diesen Begriffs–Salat zu entwirren.

Die Bezeichnung „Psychotherapeut“ ist in Deutschland gesetzlich nicht geschützt und sagt nichts über die Qualifikation des Titelträgers aus. Jeder darf den Titel benutzen, sei es ein Psychologe, ein Arzt oder auch ein Nichtfachmann. Stehen neben der Bezeichnung „Psychotherapeut“ keine weiteren Angaben, ist Vorsicht geboten. Um sich vor unseriösen „Helfern“ zu schützen, ist es empfehlenswert, sich immer nach der Ausbildungsart zu erkundigen.

Früher galt dasselbe für die Bezeichnung „Psychologe“. Glücklicherweise dürfen sich jetzt nur diejenigen, die ein Studium der Psychologie mit Universitätsexamen erfolgreich abgeschlossen haben, so benennen. In Deutschland sind das Diplom-Psychologen (Dipl.-Psych.). Nach dem Studium können sie sich an Kliniken oder anerkannten Instituten in Psychotherapie weiterbilden.

Psychoanalytiker sind in der Regel Ärzte oder Psychologen, die sich auf tiefenpsychologische Methoden spezialisiert haben. Die Behandlung ist meistens langwierig und zeitintensiv.

Psychiater sind Fachärzte, die in der Behandlung von schweren seelischen Krankheiten, die meistens Medikamente erforderlich machen, ausgebildet sind. Fachärzte, die sich auf Krankheiten des Nervensystems spezialisiert haben, nennt man Neurologen. Psychiater und Ärzte, die sich zusätzlich psychotherapeutisch ausgebildet haben, führen den Zusatztitel „Psychotherapeut".

Wenn Sie eine Fachkraft aussuchen, orientieren Sie sich am Grundstudium, das entweder Psychologie oder Medizin sein sollte, und an der psychotherapeutische Weiterbildung. Sie haben das Recht, nach der Ausbildung eines Therapeuten zu fragen.

Welche Arten von Therapien gibt es?

Jede Therapierichtung geht von bestimmten Grundannahmen aus, die das Behandlungsziel und das Vorgehen mitbestimmen. Ganz grob kann man zwischen verhaltenstherapeutischen, tiefenpsychologischen, humanistischen und familientherapeutischen Ansätzen unterscheiden. In Deutschland werden normalerweise die Kosten nur für verhaltenstherapeutische und psychoanalytische bzw. tiefenpsychologische Behandlungen übernommen. Diese Hauptrichtungen möchte ich Ihnen nun kurz vorstellen.

Verhaltenstherapie

Wie der Name ankündigt, beschäftigt sich die Verhaltenstherapie mit dem menschlichen Verhalten. Darunter wird nicht nur beobachtbares Verhalten verstanden, sondern auch innere Vorgänge wie Gefühle, Gedanken und Körperreaktionen.

Der Verhaltenstherapeut geht davon aus, daß bulimisches Verhalten gelernt wird. Um es zu verändern, muß man wissen, unter welchen Bedingungen es entstanden ist und was dazu beigetragen hat, daß es sich verfestigt hat, d.h. zur Gewohnheit geworden ist. Kennt man diese Bedingungen, kann man sie ändern und damit auch neue Verhaltensweisen ermöglichen. Die Bulimie hat sich in einer Umgebung entwickelt, in der sie zunächst sinnvoll war. Wird dieser Sinn verstanden, können bessere Lösungen gesucht werden. Der Betroffene hat dann die Möglichkeit, sich anders zu verhalten.

Neben den Ursachen einer Störung beschäftigt sich die Verhaltenstherapie auch damit, warum eine Störung weiter bestehen bleibt. Neben unangenehmen Auswirkungen des problematischen Verhaltens kann es auch positive Begleiterscheinungen geben. Zum Beispiel könnten Bekannte und Verwandte „der Kranken" vermehrt Aufmerksamkeit schenken, die sie zuvor nicht bekam. Um die Bulimie zu verändern, müssen solche Vorgänge berücksichtigt werden.

In der Verhaltenstherapie werden klare Ziele gesetzt, und es wird ein Therapieplan erarbeitet, um diese Ziele zu erreichen. Üblicherweise trifft sich die Klientin einmal wöchentlich mit dem Therapeuten. Die Verhaltenstherapie ist in zahlreichen Studien untersucht und ihre Wirksamkeit bestätigt worden.

Tiefenpsychologische Therapien

Die tiefenpsychologischen und psychoanalytischen Verfahren stützen sich auf Theorien von Freud. Er ging davon aus, daß seelische Krankheiten auf unbewältigten frühkindlichen Konflikten beruhen. Diese Konflikte können von einem Kind so bedrohlich erlebt werden, daß es sich nicht mehr an sie erinnern kann: Die unangenehmen Erinnerungen werden ins Unbewußte verbannt (verdrängt).

Auch die Bulimie wird als Ergebnis eines solchen Konfliktes verstanden. Ziel der Therapie ist es, diese verdrängten Inhalte dem Betroffenen wieder zugänglich zu machen. Dazu wird der Patient aufgefordert, alles mitzuteilen, was ihm einfällt, unabhängig davon, ob es ihm wichtig erscheint. Indem der Therapeut deutet, d.h. diese Inhalte erklärt, werden die zugrundeliegenden Konflikte für den Patienten erkennbar. Die Annahme ist, daß durch die Bewußtwerdung dieser frühen Konflikte die Symptome nicht mehr nötig sein werden.

Bei den tiefenpsychologischen Verfahren wird unterschieden zwischen der klassischen Psychoanalyse und den später entwikkelten Schulen, die Freuds Theorien ausgeweitet und abgewandelt haben. Die Psychoanalyse ist zeitintensiver als andere Therapieformen: Sie findet 3–4 mal wöchentlich statt. Andere tiefenpsychologische Verfahren wie z.B. die analytische Psychotherapie sind weniger zeitaufwendig (1–3 mal wöchentlich).

Familientherapie

Die Familientherapie richtet ihr Augenmerk auf die Wechselbeziehung zwischen dem Menschen und seiner Umwelt. Die Familie hat den stärksten Einfluß. Jede Familie entwickelt ihre einzigartige Form von Beziehungsmustern, die ein Gleichgewicht ermöglichen. Dazu gehören unausgesprochene Regeln, an die sich die Mitglieder halten. In Zeiten der Veränderung können diese Regeln unbrauchbar werden. Wenn ein Kind erwachsen wird, müssen die alten Verhaltensmuster verändert werden, um der neu entstandenen Situation gerecht zu werden.

Gelingt es der Familie nicht, sich an die veränderten Bedürfnisse der Familienmitglieder anzupassen, kann krankhaftes Verhalten wie z.B. Bulimie die Folge sein. Die Bulimie-Betroffene wird als der Symptomträger betrachtet, die ganze Familie wird jedoch behandelt. Um die Störung zu beheben, muß das Verhalten der Familienmitglieder untereinander verändert werden. Die Aufgabe des Familientherapeuten ist es, die Familie in ihrer Suche nach geeigneten Lösungsmöglichkeiten zu unterstützen.

Versteht man die Bulimie als eine Beziehungsstörung, d.h. einen problematischen Umgang zwischen zwei oder mehr Menschen, der langfristig zu problematischem Verhalten führt, ist eine Familientherapie die sinnvolle Wahl. Oft sind aber nicht alle Familienmitglieder dazu bereit. Viele Betroffene sind dabei, sich von ihren Eltern abzulösen, und lehnen eine gemeinsame Therapie ab. Eine Familientherapie ist auf jeden Fall in Erwägung zu ziehen, wenn der Betroffene sehr jung ist, noch zu Hause wohnt oder sehr an die Familie gebunden ist. Arbeitet die ganze Familie zusammen mit dem Ziel, das Gesundwerden des Betroffenen zu ermöglichen, kann ein neues Gleichgewicht leichter gefunden werden.

Humanistische Psychotherapien

Dieser Therapieansatz umfaßt eine Vielzahl verschiedener Therapieformen wie Gesprächspsychotherapie, Transaktionsanalyse, Gestalttherapie und Psychodrama. Die angewandten Methoden sind unterschiedlich; gemeinsam ist deren Menschenbild.

Die humanistischen Psychotherapien beschäftigen sich eher mit gesundem und weniger mit krankhaftem Verhalten. Diese Einstellung drückt sich in der bevorzugten Bezeichnung „Klient" statt „Patient" aus. Bei der Behandlung der Bulimie ist das Ziel, die Selbstheilungskräfte zu stärken und die Eigenverantwortung zu fördern. Der Therapeut unterstützt den Klienten dabei, sich in seiner Ganzheitlichkeit besser kennenzulernen und neue Lebensformen zu finden, in denen er sich wohl fühlt.

Einzelbehandlung, Gruppentherapie oder Klinikaufenthalt?

Sie haben jetzt einen Überblick über die unterschiedlichen beruflichen Helfer und die Therapierichtungen, die sie vertreten. Offen bleibt die Frage, ob Sie in örtlicher Umgebung (ambulant) oder im Rahmen einer stationären Einrichtung Unterstützung suchen. Vielleicht scheuen Sie eine stationäre Therapie und fühlen sich besser bei einer Beratungsstelle oder in einer Selbsthilfegruppe aufgehoben. Alle Lösungen haben Vor- und Nachteile.

Eine ambulante Therapie hat den Vorteil, daß Ihr alltägliches Leben nicht unterbrochen wird. Die Arbeit, die Schule oder sonstige Verpflichtungen sowie die Freizeitbeschäftigungen können Sie weiter ausüben. Veränderungen, die durch die Therapie eintreten, können in Ihrer gewohnten Umgebung ausprobiert und die dabei auftretenden Schwierigkeiten gleich bearbeitet werden.

Gerade diese Umgebung kann aber auch nachteilig sein, denn eine Umgebung, die zu einem gestörten Eßverhalten beigetragen hat, kann Veränderungen auch erschweren. Je nachdem wie groß diese Hindernisse sind, kann eine Therapie scheitern, oder aber sie kann Einfluß auf die Umgebung nehmen.

In der Psychologie gibt es eine Regel der Wirtschaftlichkeit, die besagt, „Wenn es mehrere Lösungen gibt, nimm den Weg des kleinsten Aufwands“. In diesem Sinne ist eine ambulante Therapie einem Klinikaufenthalt vorzuziehen, es sei denn, es liegen besondere Gründe vor.

Angenommen, Sie haben sich zunächst für eine Unterstützung in Ihrer Umgebung entschieden. Welche Möglichkeiten haben Sie?

Eine Einzeltherapie hat den Vorteil, daß sie sehr intensiv ist. Der Therapeut oder Berater kann sich voll auf Sie einstellen. Sie können wahrscheinlich zu zweit leichter über sehr persönliche, peinliche oder belastende Ereignisse sprechen als vor einer Gruppe. Beratungsstellen bieten auch Einzelgespräche an. Meistens ist der Zeitraum der Beratung kürzer als bei einer Therapie. Während eine Therapie jahrelang dauern kann, würde dies den Rahmen einer Beratungsstelle sprengen. Viele Stellen bieten auch Gruppentherapien an, die Einzeltherapien gut ergänzen können.

Gruppenerfahrung kann in Form einer Selbsthilfegruppe oder einer Gruppentherapie stattfinden. Selbsthilfegruppen können mit oder ohne Leitung sein, Gruppentherapien sind stets mit Leitung. Welche Vorteile bietet eine Gruppe?

Ein Berater oder Therapeut ist zwar ausgebildet und darin geübt, möglichst viel von seinem Gegenüber und dessen Situation zu erfassen, jedoch hat seine Wahrnehmung auch Grenzen. Eine Gruppe hat viele Augen und Ohren, die verschiedene Seiten ein und derselben Situation beleuchten können. Die Gruppenmitglieder können einander anders begegnen als der „Experte".

Viele Betroffene haben sich von Freunden und Bekannten zurückgezogen und leben ziemlich einsam. In der Gruppe finden sie Kontakt zu Betroffenen, die ähnliche Probleme haben wie sie. Damit erfahren viele zum ersten Mal, daß sie nicht alleine sind. Betroffene, die zum ersten Mal in eine Gruppe kommen, verspüren meistens Erleichterung, endlich über ein Problem reden zu können, das sonst verschwiegen wird und Anlaß zu Schamgefühlen gibt. Die Gruppe bietet Austausch mit anderen, bedeutet aber auch, hart an sich zu arbeiten.

Ein wichtiger erster Schritt für viele ist das Eingeständnis, ein ernstes Problem zu haben. Erst dann können Teilnehmer sich Ziele setzen und Wege suchen, sie zu erreichen. Ich persönlich betrachte die Betroffenen als die wahren Experten. Sie kennen sich mit Eßstörungen aus, wissen, wie hilfreich es sein kann, mit anderen zu reden, und wissen, welche Lösungen nicht funktionieren. Die Möglichkeiten einer Gruppe sind nicht zu unterschätzen: gemeinsame Lösungen finden, Erfahrungen austauschen, Mut zusprechen, Hilfestellung leisten.

Gruppen sind in gewisser Weise ein „Übungsfeld" für das Leben. Vielen fällt es schwer, die eigene Meinung zu vertreten, insbesondere wenn sie auf Widerstand stoßen. In einem gleichberechtigten Kreis können diese Fertigkeiten geübt und in schwierigeren Situationen (z.B. in der Familie oder am Arbeitsplatz) eingesetzt werden.

Selbsthilfegruppen sind eine besondere Form von Gruppe. Was unter dieser Bezeichnung zu verstehen ist, kann sehr verschieden sein. Manche Selbsthilfegruppen arbeiten ohne ausgebildete Kräfte und üben Selbsthilfe im engeren Sinn aus. Andere sind von Fachkräften geleitet und unterscheiden sich kaum von Gruppentherapien. Zum Teil arbeiten die Selbsthilfegruppen nach ganz bestimmten Gruppenregeln. Die Selbsthilfegruppe ANAD (Anorexia nervosa and associated disorders) beispielsweise wurde von der Mutter eines magersüchtigen Jungen gegründet und befolgt folgende „Schritte“:

ANAD–STEPS

1. Uns selbst einzugestehen, daß wir eine Eßstörung haben.
2. Einsehen, daß Essen und Gewicht nicht die eigentlichen Ursachen unserer Abhängigkeit von Nahrung, Essen und Gewicht sind, sondern eine tiefer liegende Problematik hat dazu geführt.
3. Sich ernsthaft bemühen, die tiefer liegenden Ursachen unserer Eßstörung zu ergründen.
4. Zugeben, daß Hungern und Erbrechen keine gesunden oder befriedigenden Lösungen für unsere Probleme sind.
5. Die Verantwortung für uns selbst übernehmen und bessere Strategien entwickeln, um Schwierigkeiten zu meistern.
6. Erkennen, daß wir nicht allein mit unserem Problem kämpfen. Wir können die Unterstützung und geistige Stärkung der anderen annehmen.
7. Setze eigene kleine Ziele, um Deine selbstzerstörerische Einstellung und Verhaltensweise zu ändern. Bemühe dich ernsthaft darum, sie zu erreichen.
8. Stärke Dein Selbstbewußtsein und hilf anderen, stark zu werden.

Wenn Sie eine Selbsthilfegruppe gründen möchten, können Sie Ratschläge und Unterstützung von Dach–Organisationen erhalten, die im Anhang zusammen mit den Beratungsstellen aufgelistet sind.

Eine Selbsthilfegruppe kann helfen, eine Entscheidung darüber zu treffen, ob eine Therapie zum jetzigen Zeitpunkt angestrebt werden soll. Sie kann eine Brücke zur Therapie bauen für jemanden, der sich zunächst nicht für eine Therapie entscheiden konnte. Vor allem wird Selbständigkeit und Eigenverantwortung gefördert, wichtige Bereiche für Betroffene. Eine Betroffene hat ihre Erfahrungen mit einer Selbsthilfegruppe so zusammengefaßt: „Mit der Zeit entsteht eine Gemeinschaft, in der ich mich einfach wohl fühle, und die mir immer wieder neue Kraft und Hoffnung gibt."

Ein Klinikaufenthalt ist unter folgenden Umständen in Erwägung zu ziehen:

- Mehrere ambulante Therapien sind gescheitert bzw. zeigen wenig Erfolg.
- Geeignete ambulante Behandlungen werden in Ihrer Umgebung nicht angeboten.
- Ihr Umfeld ist ungünstig, d.h. Ihr Gesundwerden wird zunächst durch die Umgebung erschwert. Grund dafür kann eine schwierige Partnerschaft oder familiäre Situation sein. Eine vorübergehende Entfernung aus dieser Situation hilft, Klarheit über nötige Veränderungen zu gewinnen.
- Entweder liegen mehrere Krankheitsbilder vor (z.B. Magersucht und Bulimie) oder die Krankheit hat ein Ausmaß erreicht, das eine intensive Behandlung notwendig macht.

Gute Kliniken haben den Vorteil, ein umfassendes Programm anbieten zu können. Neben einzel- und gruppentherapeutischen Sitzungen ist eine Teilnahme an Gestaltungstherapien, symptom-orientierten Gruppen, speziellen Kochkursen für Betroffene, Körperwahrnehmungs-Kursen, an einem Selbstsicherheits-Training und Entspannungsverfahren möglich. Soziale Kompetenzen wie Nein-sagen-können, Wünsche äußern und Forderungen stellen können im Selbstsicherheits-Training geübt werden. In Gestaltungsgruppen hat der Patient die Möglichkeit, sich ohne Worte auszudrücken und somit auch Zugang zu unbewußten Inhalten zu finden. Durch diese verschiedenen Kurse und

Gruppen wird der Patient intensiv mit seinem Krankheitsverhalten konfrontiert. Er kann sich immer dann Hilfe und Unterstützung holen, wenn er sie braucht. Vor allem hat die therapeutische Gemeinschaft unter den Patienten eine heilende Wirkung.

Nach einem Klinikaufenthalt ist eine weitere Betreuung wichtig. Eine stationäre Aufnahme ist eine intensive Erfahrung: Viele Veränderungen sind in Bewegung gekommen, sind aber selten zum Zeitpunkt der Entlassung abgeschlossen. Um die erzielten Fortschritte aufrechtzuerhalten, ist eine stützende Therapie oder Selbsthilfegruppe sinnvoll. Nach einer Klinikentlassung fällt die geborgene und stützende Atmosphäre der Station weg: Rückfälle können die Folge sein.

Günstig ist es, wenn eine Nachsorge bereits vor dem Klinikaufenthalt sichergestellt wird. Hat der Betroffene schon eine Kontaktstelle vor dem Aufenthalt aufgesucht, kann er danach wieder zu dieser bereits vertrauten Stelle gehen. Auch im Hinblick auf relativ lange Wartezeiten auf Klinikplätze empfiehlt es sich, vorab eine ambulante Behandlung, egal in welcher Form, zu beginnen.

Die Suche nach Hilfe ist nicht immer einfach. Sie können Glück haben und auf Anhieb den richtigen Therapeuten finden. Es kann aber vorkommen, daß der Weg schwieriger wird. Um Ihnen Mut zu machen, möchte ich die Geschichte von Claudia erzählen. Ihre Suche war sicherlich eine der schwierigsten, die man sich vorstellen kann. Sie hat aber nicht aufgegeben und letztendlich das gefunden, was sie gebraucht hat – eine begleitende und verständnisvolle Hilfe für ihren Weg aus der Bulimie.

Vermutlich liegen nicht ganz so viele Steine auf Ihrem Weg. Inzwischen wissen viele Fachkräfte, was eine Bulimie ist, und wie man sie behandeln kann. Es ist trotzdem wichtig zu wissen, daß Sie mit Ausdauer die auftretenden Schwierigkeiten überwinden können. Denn ganz einfach ist der Weg nie.

Claudia: Eine Odyssee

Eine attraktive und lebendige Frau suchte mich vor fünf Jahren auf. Claudia war seit Monaten symptomfrei, wollte aber an einer Gruppe teilnehmen, um sicherzugehen, daß das so bleibt. Seit ihrem 14. Lebensjahr hatte sie Probleme mit dem Essen. Zuerst war sie magersüchtig, später bulimisch. Sie erzählte mir von ihren Anstrengungen, Hilfe zu finden:

„Als ich 17 wurde, entschloß ich mich, endlich etwas gegen meine Eßprobleme zu tun. Ich suchte eine Psychologin auf. Leider kannte sie sich mit Eßstörungen nicht aus und überwies mich an eine Klinik. Das einzige, was sie gemacht haben, war, mich zu röntgen, um einen Gehirntumor auszuschließen. Sie fanden keinen. Eine zweite Psychologin überwies mich an einen Neurologen, der mir Beruhigungsmittel verschrieb. Ich wollte aber keine Medikamente nehmen. Ich suchte weiter. Endlich fand ich eine Psychotherapeutin, die sich mit Bulimie auskannte. Sie war familienorientiert und wollte unbedingt eine Therapie mit mir und meiner Mutter durchführen. Zu diesem Zeitpunkt war ich dabei, mich von der schwierigen Beziehung zu meiner Mutter zu lösen. Ich konnte mir das damals nicht vorstellen.

Als nächstes wandte ich mich an das psychologische Institut einer Universität. Sie empfahlen mir eine Psychoanalytikerin, zu der ich ein Jahr wöchentlich ging. Mein Eßverhalten änderte sich nicht. Kurz danach habe ich einen Mann kennengelernt, dessen Familie sich meiner sehr annahm. Zum ersten Mal erlebte ich, wie schön gemeinsame Mahlzeiten sein können. Die Bulimie besserte sich deutlich, und ich schöpfte Hoffnung.

Aus mehreren Gründen ging aber diese Beziehung in die Brüche. Für mich brach eine Welt zusammen! Die bulimischen Anfälle waren so schlimm, daß ich ernsthaft mit dem Gedanken spielte, meinem Leben ein Ende zu setzen. Da ich nichts zu verlieren hatte, entschloß ich mich, es ein allerletztes Mal zu versuchen, Hilfe zu finden. Ich wandte mich an meine Hausärztin. Als ich anfing zu erzählen, überkam mich so viel Verzweiflung, daß ich nur heu-

len konnte. Eine halbe Stunde lang brachte ich überhaupt keine Worte heraus: Die Gefühle schwappten über, und ich war ganz durcheinander. Sie hörte mir zu, bis ich mich ausgesprochen hatte. Sie erkannte die untragbaren Zustände zuhause und erlaubte mir nur, nach Hause zu gehen, um meinen Koffer zu packen. Ich landete in einer psychosomatischen Abteilung einer Klinik für die nächsten zwei Wochen. Sie schienen auch nicht viel über Bulimie zu wissen, waren aber verständnisvoll und unterstützten mich in meinem Streben, von zuhause auszuziehen. Sie sprachen auch mit meiner Mutter, so daß sie bereit war, mich ausziehen zu lassen.

Nach der Entlassung zog ich in eine andere Stadt um. Ich wandte mich an einen Neurologen, der mich wiederum an eine Psychologin überwies. Das war die elfte Anlaufstelle für mich und Gott sei Dank auch die letzte. Nach 3 Jahren Therapie geht es mir gut."

Claudia hatte sehr viel ausprobiert, ehe sie das Richtige für sich gefunden hatte. Ihre Beharrlichkeit hat sich ausgezahlt.

Wieviel Energie sind Sie bereit zu investieren, um gesund zu werden?

Ein paar Worte zum Schluß

Wenn Sie die Einstellung gewonnen haben, daß Bulimie keine ungeheuerliche Krankheit, sondern ein problematisches Eßverhalten ist, das Sie verändern und überwinden können, dann hat dieses Buch seine Aufgabe erfüllt. Mit dieser Einsicht alleine werden Sie jedoch Ihre Eßprobleme nicht überwinden können; sie erleichtert Ihnen jedoch Ihr Vorhaben, etwas an Ihrer Situation zu verändern. Die vorgeschlagenen Übungen und die Informationen sind als Bausteine gedacht, die Sie einsetzen können, um Ihren Zielen näherzukommen. Veränderungen benötigen natürlich Zeit und Geduld. Es ist nicht damit getan, daß Sie dieses Buch einmal durchgelesen haben. Die Anregungen sollen vielmehr einen Prozeß einleiten, der weitergeführt zu einem größeren Wohlbefinden und einer gesunden Lebensgestaltung beiträgt.

Die Frage, die Sie sich stellen sollten, lautet nicht: „Bin ich geheilt oder noch betroffen?“, sondern, „Wo stehe ich jetzt in meinem Lernprozeß? Was habe ich verändern können? Was will ich noch verändern?“ Diese Sichtweise kann als Lebensphilosophie dienen, denn sie ist auf viele andere Gebiete anwendbar. Leben bedeutet sich verändern und weiterentwickeln. Bleiben Sie stehen, wird Ihr Leben stumpf und langweilig. Die Richtung, in der Sie sich bewegen, ist entscheidend. Sie haben sicherlich Fortschritte gemacht, seien es auch nur kleine. Erkennen Sie sie an, ehe Sie weiterstreben.

Das Lernen wird durch die Auseinandersetzung mit anderen Menschen gefördert. Sie müssen nicht alles alleine machen. Suchen Sie Unterstützung bei Freunden, Verwandten oder Fachleuten. Kümmern Sie sich darum, daß es Ihnen gutgeht. Es steht Ihnen zu.

Anhang

Adressen, an die Sie sich wenden können (eine Auswahl!)

Selbsthilfegruppen und Beratungsstellen

PLZ 10000

Dick & Dünn Beratung bei Eßstörungen e.V.
Innsbrucker Str. 25, 10825 Berlin, Tel. (030) 8544994
(Beratungen, Vermittlung in Selbsthilfegruppen)

NAKOS, Nationale Kontakt– und Informationsstelle zur Anregung und Unterstützung von Selbsthilfegruppen
Albrecht–Achilles–Str. 65, 10709 Berlin, Tel. (030) 8914019
(Informationsmaterialien für Gruppen; Rückporto DM 2,- erwünscht)

PLZ 20000

KIBIS Kontakte, Information, Beratung im Selbsthilfebereich
- Leuenkamp 4, 25524 Itzehoe, Tel. (04821) 78052
- Beselerallee 57, 24105 Kiel, Tel. (0431) 560222
- Lollfuß 48, 24837 Schleswig, Tel. (04621) 2774

KISS Kontakt- und Informationsstelle für Selbsthilfegruppen
Hasselbrookstr. 15, 22765 Hamburg, Tel. (040) 251 7757

Die Waage
Schopstr. 1, 20255 Hamburg, Tel. (040) 4914941 (Mo: 10–13, Do: 16–19)
(Kontakt, Information & Beratung für Frauen mit Eßstörungen)

PLZ 30000

DPWV Sozialzentrum/Beratungsstelle
Wilhelmstr. 15, 31582 Nienburg, Tel. 05021/2001 (Mo–Fr: 9–14)
(Einzelgespräche, geleitete Gruppen)

PLZ 40000

Kontakt- und Behandlungszentrum bei Eßstörungen (Kess-NRW)
Himmelgeisterstr. 107, 40225 Düsseldorf, Tel.: 0211-397200

PLZ 50000

Frauenberatungsstelle „Frauen lernen leben e.V."
Tel.(0221) 541976 (Mo, Di, Mi: 10–12, Do: 17–19)

PLZ 60000

Frankfurter Zentrum für Eßstörungen
Hansa-Allee 18, 60322 Frankfurt, Tel. (069) 550176 (Do 14-16)

Die Brigg im Haus der Caritas
Saarbrücker Str. 7, 66538 Neunkirchen, Tel. Do: 06821-220–52
(Einzelberatungen, Vermittlung in Selbsthilfegruppen, gezielte Gruppen für z.B. Selbstunsicherheit)

Regionale Arbeitsgemeinschaft für Selbsthilfegruppen in Rhein–Neckar Gesundheitstreffpunkt
Lutherstr. 15, 68169 Mannheim, Tel. (0621) 313434
(Mo 9-11; D0 9-11)

Forum für Eßstörungen
Taunusstr. 79; 65183 Wiesbaden; Tel.: 0611-599200

PLZ 70000

Selbsthilfegruppe „Buflage“ im Haus der Diakonie
Schellengasse 7 - 9, 74072 Heilbronn, Montagabend 19 Uhr
Kontaktperson: Margit Michalsky, Tel. (abends) 07136/5489

Frauen und Mädchen Gesundheitszentrale
Adlerstr. 12, 79098 Freiburg, Tel.: (0761) 33678
(ungeleitete Selbsthilfegruppen)

PLZ 80000

ANAD Anorexia–Bulimia nervosa e.V.
Ungererstr. 32, 80802 München, Tel. (089) 333877 (Mo–Fr: 10–18)
(Geleitete Gruppen, Einzel– und Familienberatungen)

Cinderella Aktionskreis Eß–und Magersucht
Westendstr. 35, 80339 München, Tel. (089) 5021212 (Di + Fr: 16–19, Mi: 10–12)
(Ungeleitete Gruppen)

Psychosoziale Beratungsstelle Prop–Shop
- Oberer Graben 22, 85354 Freising, Tel. (08161) 3416 (täglich)
- Schlachthausstr. 2, 85435 Erding, Tel. 08122/2160 (tägl. außer Mi)

Psychosoziale Beratung und Behandlung
Obere Donaulände 8, 94032 Passau, Tel. (0851) 5018–42
(Mo–Fr: 9–12, 14–17)

KLINIKEN

Klinik am Korso
Ostkorso 4, 32545 Bad Oeynhausen, Tel. (05731) 1810

Klinik Bad Herrenalb
Bernbacherstr. 33, 76332 Bad Herrenalb, Tel. (07083) 2071 und 2072

Krankenhaus für analytische Psychotherapie und Psychosomatik
Christian-Belser-Str. 79, 70597 Stuttgart - Sonnenberg, Tel. (0711) 684001

Klinik Roseneck
Am Roseneck 6, 83209 Prien, Tel. (08051) 601-0

Kinderklinik und Poliklinik der Technischen Universität München im Krankenhaus München-Schwabing
Kölner Platz 1, 80804 München, Tel. (089) 3068-7413 (oder 7432)

Klinik für Psychosomatische Medizin
Postfach 1160, 87730 Grönenbach, Tel. (08334) 79353

Max-Planck-Institut für Psychiatrie
Kraepelinstr. 10, 80804 München

Psychosomatische Fachklinik Bad Pyrmont
Bombergallee 11, 31812 Bad Pyrmont, Tel. (05281) 6190

Psychosomatische Klinik Windach
Schützenstr. 16, 86949 Windach

Wer aus dem Adressenverzeichnis gestrichen oder in dasselbige aufgenommen werden möchte, wende sich bitte an den Verlag.

PAL Verlagsgesellschaft mbH
Am Oberen Luisenpark 33
68165 Mannheim
Tel.: 0621-415741

Ergänzende Literatur

Aliabadi C., Lehnig W.: Wenn Essen zur Sucht wird. Ursachen, Erscheinungsformen und Therapie von Eßstörungen. Kösel, München, 1982.

Dana M., Lawrence M.: Die verschwiegene Krankheit. Bulimie: Warum Frauen zwanghaft essen. Heyne, München, 1990.

Dowling C.: Der Cinderella-Komplex. Die heimliche Angst der Frauen vor Unabhängigkeit. Fischer, Frankfurt, 1990.

Goebel G., Fichter M.: Anorexia und Bulimia nervosa. Krankheiten mit vielen Gesichtern. Braun Verlag, Karlsruhe, 1991.

Göckel R.: Eßsucht oder die Scheu vor dem Leben. Eine exemplarische Therapie. Rororo Sachbuch (Bd.8444), Hamburg, 1988.

Hoffmann N.: Verhaltenstherapie, PAL Verlag, Mannheim, 1990.

Langsdorff M.: Die heimliche Sucht, unheimlich zu essen. Fischer (Bd.3354), Frankfurt, 1985.

Larocca FEF: Anorexie und Bulimie. Die BASH-Methode. Ein Ausbildungsleitfaden für den Moderator von Selbsthilfegruppen, Biermann, Zülpich, 1991.

Lerner H.: Wohin mit meiner Wut? Neue Beziehungsmuster für Frauen. Fischer Taschenbuchverlag, 1990.

Merkle R.: Laß Dir nicht alles gefallen. PAL Verlag, Mannheim, 1990.

Merkle R.: So gewinnen Sie mehr Selbstvertrauen. PAL Verlag, Mannheim, 1989.

Orbach S.: Anti–Diätbuch. Über die Psychologie der Dickleibigkeit, die Ursachen von Eßsucht. Frauenoffensive, 1981.

Orbach S.: Anti–Diätbuch II. Eine praktische Anleitung zur Überwindung von Eßsucht. Frauenoffensive, 1984.

Pearson Dr. L. & L.: Psychodiät. Abnehmen durch Lust am Essen. Rororo Sachbuch (Bd.7068), Hamburg, 1986.

Roth G.: Essen als Ersatz. Wie man den Teufelskreis durchbricht. Rororo Sachbuch (Bd. 8493), 1989.

Schwertfeger B., Koch K.: Der Therapieführer, Heyne, 1989.

Siems M.: Dein Körper weiß die Antwort. Rororo, 1986.

Wolf D: Übergewicht und seine seelischen Ursachen. PAL Verlag, Mannheim, 1985.

Wolf D./Merkle R.: Gefühle verstehen, Probleme bewältigen. PAL Verlag, Mannheim, 1984.

Zettl S.: Psychoanalyse. PAL Verlag, Mannheim, 1992.